Kohlhammer

Umsorgen
Hospiz- und Palliativarbeit praktisch

Bayerischer Hospiz- und Palliativverband

Bd. 1: Schulung ehrenamtlicher Hospizbegleiter (Gratz, Mayer, Weidemann; ISBN: 978-3-17-029940-5)
Bd. 2: Auf dem Weg zur Kooperationsvereinbarung (Kittelberger, Gratz, Rösch; ISBN: 978-3-17-029944-3)
Bd. 3: Trauerbegleitung organisieren (Meyer, Brüning-Wolter, Fischinger, Mallmann, Rudert-Gehrke, Stockstrom; ISBN: 978-3-17-029948-1)
Bd. 4: Hospiz- und Palliativversorgungsnetzwerke gestalten (Rösch; ISBN: 978-3-17-030770-4)
Bd. 5: Die Schätze des Alters heben (Bergmann, Kittelberger; ISBN: 978-3-17-031883-0)
Bd. 6: Hospizkultur und Palliativkompetenz in stationären Einrichtungen entwickeln und nachweisen (Rösch, Kittelberger; ISBN: 978-3-17-031891-5)
Bd. 7: Führen und Leiten in Hospiz- und Palliativarbeit (Rösch, Schwermann, Büttner, Münch, Schneider, Gratz; ISBN: 978-3-17-032982-9)

Margit Gratz, Meike Schwermann,
Traugott Roser

Palliative Fallbesprechung etablieren

Ein Leitfaden für die Praxis

Verlag W. Kohlhammer

1. Auflage 2018

Gesamtherstellung: W. Kohlhammer GmbH, Stuttgart

Print:
ISBN 978-3-17-032990-4

E-Book-Formate:
pdf: ISBN 978-3-17-032991-1
epub: ISBN 978-3-17-032992-8
mobi: ISBN 978-3-17-032993-5

Inhaltsverzeichnis

Download Zusatzmaterialien

Folgende Online-Zusatzmaterialien stehen Ihnen kostenfrei zur Verfügung:

- Kapitel 4.6.1: Durchführung/Moderationsanleitung der Palliativen Fallbesprechung
- Anhang 2: Gesprächsleitfaden für schmerzbezogene Fallbesprechung im Alten- und Pflegeheim
- Anhang 5: Protokollbogen zur Palliativen Fallbesprechung
- Tabelle 1
- Abbildungen 14-18

Die Zusatzmaterialien[1] können Sie unter diesem Link herunterladen: http://downloads.kohlhammer.de/?isbn=978-3-17-032990-4
Passwort: BejAM8f

1 Wichtiger urheberrechtlicher Hinweis: Alle zusätzlichen Materialien, die im Download-Bereich zur Verfügung gestellt werden, sind urheberrechtlich geschützt. Ihre Verwendung ist nur zum persönlichen und nichtgewerblichen Gebrauch erlaubt. Jede Verwendung außerhalb der engen Grenzen des Urheberrechts ist ohne Zustimmung des Verlags unzulässig und strafbar. Das gilt insbesondere für Vervielfältigungen, Übersetzungen, Mikroverfilmungen und für die Einspeicherung und Verarbeitung in elektronischen Systemen.

Die Autoren

Margit Gratz war für die Umsetzung der Implementierung von Hospizkultur und Palliativkompetenz im Augustinum zuständig. Sie moderiert Palliative Fallbesprechungen in verschiedenen Kontexten und ist mit Implementierung in Einrichtungen des Gesundheitswesens befasst. Sie arbeitet als freiberufliche Referentin und leitet das Hospiz St. Martin in Stuttgart-Degerloch.

Meike Schwermann ist Trainerin für Palliative Care und Palliative Geriatrie und arbeitet als Pflegewissenschaftlerin und Pädagogin an der FH Münster im Fachbereich Gesundheit. Sie hat die fachlichen Grundlagen und wissenschaftlichen Anteile initiiert, einschließlich eines Forschungsprojektes zur Handlungskompetenz in der Moderation Palliativer Fallbesprechung und arbeitet als freiberufliche Referentin in der Erwachsenenbildung.

Traugott Roser ist Professor für Praktische Theologie an der WWU Münster und war Projektverantwortlicher für die Implementierung von Hospizkultur und Palliativkompetenz im Augustinum. Er ist Initiator des Konzepts der Palliativen Fallbesprechung und ist mit Moderation und Implementierung befasst.

Alle drei Autoren arbeiten mit der Palliativen Fallbesprechung in ihrem Praxis- bzw. Hochschulalltag und haben das Konzept entwickelt und erprobt.

Geleitwort

Seit mehr als 60 Jahren hat sich das Augustinum dem Auftrag verschrieben, Menschen in besonderen Lebenssituationen Freiräume zu eröffnen und zu erhalten. Mit seinen 23 Seniorenresidenzen in ganz Deutschland, zwei stationären, vorwiegend auf die Betreuung von Menschen mit Demenz spezialisierten Pflegeeinrichtungen, einer Fachklinik für Innere Medizin, Schulen und Internaten für Kinder und Jugendliche mit besonderem Förderbedarf sowie zahlreichen Einrichtungen für Kinder, Jugendliche und Erwachsene mit Behinderung ist das Augustinum in der Altenhilfe, im Gesundheitswesen, im Bereich Bildung und Erziehung und in der Behindertenfürsorge tätig und mit mehr als 4400 Beschäftigten eines der führenden Sozialdienstleistungs-Unternehmen in Deutschland.

Alter ist für das Augustinum Chance und Herausforderung zugleich. Bewohnerinnen und Bewohner leben im Augustinum im Schnitt fast zehn Jahre – sie sind damit eine ganze Lebensphase lang im Augustinum zuhause. Bewohnerinnen und Bewohner leben ihr eigenes Leben, gehen ihren persönlichen Neigungen und Interessen nach, nutzen die Vielfalt von kulturellen Angeboten in den Häusern und solche für eigene Aktivitäten im Haus und außerhalb, pflegen die Gemeinschaft mit Gleichgesinnten ebenso wie die Privatheit der eigenen Wohnung. Sie leben selbstbestimmt und mit der Sicherheit, je nach persönlichem Bedarf gut betreut zu sein.

Diese Orientierung am Einzelnen ist die Kunst der Mitarbeiterinnen und Mitarbeiter im Augustinum: Menschen in allen Lebenslagen und in allen Veränderungen, die das Leben ganz unterschiedlich mit sich bringt, zu begleiten, individuelle Betreuung und Versorgung zu leisten und mit dem eigenen Fach- und Erfahrungswissen Menschen im zunehmenden Alter, bei Krankheit und Pflegebedarf und auch am Ende des Lebens verlässlich zur Seite zu stehen.

Palliative Care ist daher ein wichtiger Grundpfeiler im Augustinum. Auch hier geht es darum, Fürsorge, Zuwendung, Begleitung und Versorgung abgestimmt auf die Bedürfnisse jedes einzelnen Menschen zu leisten. Professionalität und Qualität gehören dabei zum Selbstverständnis, und das schließt ein, auch neue Wege zu gehen. Im Rahmen eines umfassenden palliativen Gesamtkonzepts wurde das Instrument der Palliativen Fallbesprechung entwickelt. Sie ist die Basis, um multiprofessionell auf Fragen, Veränderungen und Unklarheiten zu reagieren und einen Handlungsansatz zu gewinnen, wenn es gilt, einem Menschen individuell gerecht zu werden, seine Lebenssituation auf Basis seiner persönlichen Werte und Präferenzen zu verbessern und zu begleiten.

Die Palliative Fallbesprechung ist nicht nur ein Auftrag im Kontext der gesundheitlichen Versorgungsplanung. Sie ist im Augustinum ein erprobter Ansatz, mit dem wir die Orientierung an den Wünschen und Bedürfnissen der Menschen und unsere Handlungsmöglichkeiten weiter optimieren. Wir freuen uns, wenn die Palliative Fallbesprechung auch anderen Einrichtungen des Gesundheitswesens gute Dienste erweist, um Hospizarbeit und Palliative Care für die ihnen anvertrauten Menschen erfahrbar zu machen.

Anne Kremer-Hartmann
Geschäftsführerin Augustinum Gruppe, München

Vorwort

Fallbesprechungen sind ein bekanntes und bewährtes Instrument, um für kritische oder unklare Patienten- bzw. Bewohnersituationen eine Lösung zu entwickeln bzw. eine Handlungsorientierung zu erarbeiten. Es gibt sie in verschiedenen Varianten, Zielsetzungen und Settings. Dabei gehört die ethische Fallbesprechung wohl zu den bekanntesten Formen. Mit dem Hospiz- und Palliativgesetz (HPG), das 2015 in Kraft getreten ist, wurde auch die Palliative Fallbesprechung im Rahmen des §132g SGB V (Gesundheitliche Versorgungsplanung) etabliert. Was sie genau ist, wie sie abläuft, welchen Rahmenbedingungen sie unterliegt und vor allem: was sie von anderen Formen von Fallbesprechungen unterscheidet, hat der Gesetzgeber (zum Zeitpunkt der Drucklegung dieses Buches noch) nicht final beantwortet.

Eine Fallbesprechung sollte dann stattfinden, wenn in der Versorgung und Begleitung eines Patienten bzw. Bewohners eine Fragestellung vorliegt, die mittels Fallbesprechung geklärt werden kann und nicht nur dann, wenn mittels Gesetzgebung z. B. die Finanzierung dafür gesichert oder die Bedingungen erfüllt sind. Das Instrument muss für vielfältige palliative Situationen nutzbar sein. Wer aus wirtschaftlicher Perspektive auf den Einsatz von Fallbesprechung blickt, muss nicht nur darauf achten, welche Finanzierungsmöglichkeiten es dafür gibt. Es muss auch im Blick sein, welchen praktischen Nutzen und welches Einsparpotenzial damit verbunden ist. Ein Gewinn in jeder Hinsicht ist gegeben, wenn in komplexen, den Mitarbeitern kraft- und zeitraubenden Situationen frühzeitig, regelgeleitet und gemeinsam nach einem Handlungsansatz gesucht wird, der nicht nur Entlastung bietet und Ruhe verschafft, sondern der durch die Entwicklung eines abgestimmten Vorgehens Zeit freisetzt für andere Dinge, Aktionismus oder nicht zielorientierte Handlungen verhindert und damit auch Ressourcen schont. Dabei ist mit Gewinn nicht nur eine finanzielle Art gemeint. Ein Gewinn kann auch sein, wenn Mitarbeiter Klarheit für ihren Arbeitsauftrag haben, weniger Stress im Arbeitsalltag, alle auf einem Kenntnisstand sind und interprofessionelle Zusammenarbeit gefördert wird.

Dieses Buch ist nicht nur praxisorientiert, die dargestellte Palliative Fallbesprechung ist durch die Autoren auch praxiserprobt. An der Durchführung der im Buch genannten Fallbesprechungen wie auch der Erarbeitung von Textteilen waren viele Akteure beteiligt. Deshalb gilt ein besonderer Dank für die Beteiligung an den Entwicklungen und Erprobungen dieses Instrumentes, wie auch an der Entstehung einzelner Textteile:

- Mitarbeiterinnen und Mitarbeiter aus verschiedenen Fachbereichen der Augustinum gGmbH (die maßgeblich die Grundlagen, Abläufe und den Protokollbogen erarbeitet haben)
- Vanessa Bergmann, Otto Farke, Marlene Frekers, Marc Hachmöller, Nina Henning, Thomas Kranendonk, Jetske Olde Olthof und Sigrid Schabacker (Studentinnen und Studenten am Fachbereich Gesundheit der Fachhochschule Münster, die im Rahmen eines Projektsemesters theoretische Inhalte zu den diversen Fallbesprechungsarten, z. B. Abschnitte wie Grundlegung, hermeneutisches Fallverstehen sowie den Anhang 1 Prinzipienethik, erarbeitet haben)
- Christiane Hüls (Einrichtungsleitung des Wohnstift St. Marien, eine Einrichtung des Betreuten Wohnens) und Silvia Albat (Einrichtungsleitung des St. Elisabeth-Stift, ein Altenheim) mit ihren Mitarbeitern in Kevelaer (für die Bereitschaft, Fallbesprechungen in ihren Einrichtungen des Deutschen Ordens durchzuführen und ihre Bewohnerbeispiele anonymisiert für diese Publikation nutzbar zu machen)

Basierend auf diesem Fundament kann das Instrument seinen Weg in der Praxis weiter fortsetzen. Möge es all jenen ambulanten und stationären Einrichtungen des Gesundheitswesens eine Hilfe sein, die für ihre Patienten bzw. Bewohner einen Handlungsansatz suchen, der auf dem ganzheitlichen Ansatz von Hospizarbeit und Palliative Care beruht.

Die Autoren

1 Entstehungsgeschichte

Das Augustinum ist ein diakonischer Träger von 23 Seniorenresidenzen, in denen etwa 7 500 Bewohner leben. Diese werden von ca. 4 400 Mitarbeitenden begleitet und versorgt. Basis dieser Form des Betreuten Wohnens ist ein ambulantes Versorgungskonzept, das dieses mit Pflegedienst, Seelsorge, Einzugsbegleitung und Bewohnerservice, Reinigungsservice, Restaurant und Appartementservice, um nur Beispiele zu nennen, umsetzt (www.augustinum.de).

Im Rahmen der Implementierung von Hospizkultur und Palliativkompetenz in die Wohnstifte des Augustinum wurden ganztägige Auftaktveranstaltungen mit überwiegend Mitarbeitenden in Leitungsfunktionen als Entscheidungsträger und Multiplikatoren durchgeführt. Es sollten nicht nur Projektdaten in Form einer Informationsveranstaltung vermittelt werden, sondern auch in die Grundlagen von Hospizarbeit und Palliative Care in Seminarform eingeführt werden. Dazu wurden wesentliche Themen unterrichtet, Selbstreflexionsanteile integriert und Bewohnerbeispiele aus dem Erfahrungsumfeld der Teilnehmenden herangezogen. Ziel dabei war es, die theoretischen Grundlagen unmittelbar entlang hauseigener Versorgungssituationen darzustellen, um einen bestmöglichen Transfer in die Praxis zu gewährleisten und die Rolle jeder Berufsgruppe in der Hospiz- und Palliativarbeit des Hauses erfahrbar zu machen. Dabei wurde deutlich, dass es Bewohnersituationen gibt, die zwar keine medizinisch-pflegerische Entscheidung oder Therapiezieländerung bzw. eine Ethik-Beratung erfordern, wohl aber z. B. aufgrund ihrer Komplexität oder fehlender Informationen keinen eindeutigen Versorgungs- bzw. Begleitungsansatz erkennen lassen. In diese Situation hinein wurde das Instrument der palliativen Fallbesprechung – in den Jahren 2014 und 2015, also vor Inkrafttreten des HPG – erprobt und konzeptionell weiterentwickelt. Dieses Konzept kam bei allen Auftaktveranstaltungen zur Anwendung. Bei allen Fallbeispielen führte die Systematik der Palliativen Fallbesprechung zu einer Klarheit bezüglich des weiteren Vorgehens. Es wurde nicht nur deutlich, wie mit einer Situation weiter umzugehen ist. Die Fallbesprechung bzw. der erarbeitete Handlungsansatz führte i. d. R. auch zu einer Entlastung im Team, weil Klarheit hergestellt wurde und konkrete Handlungsaufträge an einzelne Beteiligte erarbeitet werden konnten. Das Instrument ist inzwischen in der Etablierung begriffen in allen 23 Wohnstiften des Augustinum in Deutschland, weil die Aufwand-Nutzen-Einschätzung eindeutig zugunsten des Nutzens (für Bewohner und Mitarbeiter gleichermaßen) ausgefallen ist.

Im weiteren Verlauf wurde die Palliative Fallbesprechung in einem Altenheim sowie einer Einrichtung des Betreuten Wohnens, beides Einrichtungen des Deutschen Ordens, durchgeführt und für diese Publikation ausgewertet und weiterentwickelt.

Trotz unternehmenseigener und spezifischer Entwicklungen stellt das Augustinum die wesentlichen Meilensteine der Implementierung von Hospizkultur und Palliativkompetenz, wie z. B. die *Geriatrische Verlaufskurve* (Gratz et al. 2017), Grundlagen zum *Hospiz- und Palliativbeauftragten* einer Einrichtung (Rösch et al. 2016), aber eben auch die *Palliative Fallbesprechung,* der Fachöffentlichkeit zur Verfügung.

2 Grundlegung

2.1 Definition Fallbesprechung aus multidisziplinärer Perspektive

Während der Begriff »Fallbesprechung« selbst bislang keinen Einzug in die Wörterbücher des deutschsprachigen Raumes (vgl. Duden Online) gefunden hat, ist sein Sprachgebrauch vor allem im Gesundheitswesen weit verbreitet. Auch die medizinische Definition von »Fall« (vgl. Duden Online) als »das Auftreten, Vorhandensein einer Krankheit bei jemandem« wird dem tatsächlichen Gebrauch im Gesundheitswesen nur annähernd gerecht, da eine Fallbesprechung deutlich über diesen Rahmen der »Krankheit« hinausgeht. Eine Definition von »Fallbesprechung« aus multidisziplinärer Perspektive erweist sich als schwierig, da die Literatur in erster Linie Bezug zum Gesundheitssektor und dort insbesondere im Bereich der Ethik nimmt, ohne dabei eine konkrete Definition aufzuzeigen, sodass im Folgenden auf das Verständnis von ethischen Fallbesprechungen verschiedener Autoren Bezug genommen wird.

Ethische Fallbesprechungen haben in den letzten Jahrzehnten einen klaren Bedeutungszuwachs erfahren, was durch eine Vielzahl unterschiedlicher Modelle, die in diesem Bereich entwickelt wurden, deutlich wird. Charakteristisch an allen Modellen der Fallbesprechung ist, dass alle Mitarbeiter im Aktionsradius der betroffenen Person in den ethischen Entscheidungsprozess involviert werden (Kostrzewa und Gerhard 2010, S. 207). Gerade für Wohnbereiche und stationäre Bereiche empfehlen Kostrzewa und Gerhard (2010, S. 208) sog. »basisnahe Modelle der ethischen Fallbesprechung«, da diese den Personenkreis, welcher die betroffene Person am besten kennt und folglich die getroffenen Entscheidungen umsetzen muss, ausreichend an diesem Entscheidungsprozess beteiligt (Kostrzewa und Gerhard 2010, S. 207). In Wohnbereichen zählen zu diesem Personenkreis bspw. die Bereichsleitung, das Pflegepersonal, der Hausarzt und in individueller Ausrichtung an die betroffene Person weitere Berufsgruppen wie z. B. Sozialarbeiter oder Hospizkräfte. »Bei aktuellen ethischen Konflikten« (Kostrzewa und Gerhard 2010, S. 208) ist die Beteiligung aller mit dem Betroffenen agierenden Personen besonders wichtig. Im Rahmen der ethischen Fallbesprechung hat jede Person die Chance, seine Sichtweise hinsichtlich der ethischen Fragestellung mitzuteilen und in den Diskurs mit anderen am Entscheidungsprozess beteiligten Personen zu treten. Kostrzewa und Gerhard (2010, S. 208) machen zudem auf die Notwendigkeit eines Moderators im Prozess der ethischen Fallbesprechung und Entscheidungsfindung aufmerksam. Dieser trägt Sorge dafür, dass der Verlauf der Entscheidungsfindung geordnet verläuft und auch »ethisch nicht Ausgebildete[n] eine konstruktive Beteiligung« (Kostrzewa und Gerhard 2010, S. 208) am Prozess ermöglicht wird. Der Moderator soll dabei eine klare Linie verfolgen und die gewählte Moderationsmethode kontinuierlich einhalten. Größte Aufgabe des Moderators ist es, eine neutrale Haltung einzunehmen, um keine Beeinflussung der Teilnehmer durch die Art und Weise seiner Moderation vorzunehmen. Einige Modelle involvieren zusätzlich die Angehörigen oder den Betroffenen selbst, da sie ebenso »Experten« für die Situation des Betroffenen sind. Kritisch ist dabei, dass eine offene Kommunikation möglicherweise untergraben wird und mögliche »ethische Konflikte im Team verdeckt bleiben« (Kostrzewa und Gerhard 2010, S. 208). Davon unabhängig ist eine kontinuierliche Begleitung und Gesprächsführung mit dem Betroffenen selbst und seinen Angehörigen im Vorfeld und nach ethischen Fallbesprechungen unerlässlich, um diese »bestmöglich in den Prozess der Fallberatung einzubeziehen« (Kostrzewa und Gerhard 2010, S. 208).

Gehäuft wird inzwischen auch der Begriff »*Ethikberatung*« (Bockenheimer-Lucius 2015, S. 19; Riedel und Lehmeyer 2016, S. 67 f) verwendet. Bockenheimer-Lucius (2015, S. 19) zufolge erfordert die Arbeit in einem Beratungskomitee u. a. eine »multiprofessionelle und interdisziplinäre Zusammensetzung« sowie eine »strukturierte Analyse ethisch und/oder rechtlich schwieriger, manchmal konfliktbeladener Situationen«, um überhaupt »durch eine systematische Analyse einen Beitrag zu ethisch besser begründeten Entscheidungen in der Medizin und im Gesundheitswesen [...] leisten« zu können (Marckmann 2013, zitiert nach Bockenheimer-Lucius 2015, S. 19). Folglich wird der Begriff der Ethikberatung von Bockenheimer-Lucius ähnlich verstanden wie der Begriff der ethischen Fallbesprechung von Kostrzewa und Gerhard. Die Begründungsgrundlage für eine Ethikberatung bzw. eine ethische Fallbesprechung liegt häufig in einer ähnlichen Grundsituation: »Das pflegerische, ärztliche oder ›betreuende‹ Handeln« (Bockenheimer-Lucius 2015, S. 19) gegenüber der betroffenen Person führt durch die spezifischen situativen Gegebenheiten dazu, dass Widersprüche zwischen Moral und Handeln einer Person selbst (intrapersonal), aber auch Widersprüche im Selbstverständnis der Berufsgruppen untereinander (interpersonal) resultieren. Diesen moralischen Herausforderungen soll mittels Ethikberatung begegnet werden, um eine Entscheidung bezüglich der Handlungsweise zu treffen, welche vom gesamten betreuenden Personenkreis getragen wird (Bockenheimer-Lucius 2015, S. 19 f).

Ethikberatung wird verstanden als »Unterstützung bei der Entscheidungsfindung in ethischen Konfliktsituationen« (Vollmann 2008, zitiert nach Riedel und Lehmeyer 2016, S. 68). Dennoch liegt der Fokus auf dem Beratungscharakter eines oder mehrerer ausgebildeter Berater gegenüber einem oder mehreren Ratsuchenden. Dabei ist das Kompetenzgefälle der ausgebildeten Berater hin zu den Ratsuchenden deutlich herausgestellt. Ein Agieren auf Augenhöhe in der Ethikberatung ist im Gegensatz zum Verständnis der Ethikberatung von Bockenheimer-Lucius (2015, S. 19) nicht formuliert (Riedel und Lehmeyer 2016, S. 68). Die Inhalte der Ethikberatung selbst werden jedoch ähnlich verstanden. So gehe es darum, in einem transparenten Prozess und im Austausch untereinander »ein moralisch-praktisches Urteil über eine bestimmte moralische Handlungssituation« zu eruieren (Fahr 2008, S. 79, zitiert nach Riedel und Lehmeyer 2016, S. 68). Ziel der Ethikberatung, welches ein freiwilliges Beratungsangebot darstellt (Vollmann 2008, S. 10, zitiert nach Riedel und Lehmeyer 2016, S. 68), sei das Treffen »›gute[r] Entscheidungen‹ in ›guten Entscheidungsprozessen‹« (Riedel und Lehmeyer 2016, S. 68). Riedel (2015, S. 60) wünscht sich, dass sich das Verständnis von Ethikberatung als »bedeutungsvoller Gegenstand professionellen Pflegehandelns« manifestiere und so seinen Stellenwert im pflegerischen Tätigkeitsbereich festige.

Das Konzept der »*pädagogischen Fallbesprechung*« hat eine andere Profession und einen anderen Kontext im Blick (Denner 2000, S. 69 f). Diese dient dem Austausch und der gegenseitigen Anregung von Lehrerkollegen untereinander. Dies kann sowohl schulintern als auch schulübergreifend in sog. Pädagogischen Fallbesprechungsgruppen erfolgen. Wurden zu Beginn ausschließlich »Schüler-Fälle« thematisiert, waren im weiteren Verlauf auch Handlungen der Lehrkräfte Gegenstand solcher Besprechungen. Diese Fälle bzw. Problemsituationen werden besprochen und daraus Verhaltens- und Handlungsweisen abgeleitet. Darüber hinaus dient dieses Verfahren der Förderung der Reflexionsfähigkeit sowie der Selbst- und Fremdwahrnehmung unter dem übergeordneten Ziel der beruflichen Handlungsfähigkeit (Denner 2000, S. 70 f). Auch dieses Verständnis von Fallbesprechungen weist Parallelen zur ethischen Fallbesprechung sowie der Ethikberatung nach Bockenheimer-Lucius (2015, S. 19) auf, wobei jedoch die Verantwortung auf verschiedenen Ebenen einzuordnen ist.

Bei der »*ethischen Entscheidungsfindung*« geht es darum, »anstelle eines Menschen, der nicht mehr selbst für sich sprechen kann, eine Behandlungsentscheidung zu treffen, die der [Situation] gerecht wird und dem (mutmaßlichen) Willen des [...] Menschen entspricht« (Wohlleben 2014, S. 145). Vor allem in der Intensivmedizin, der Onkologie und Psychiatrie ist der Bedarf hoch, eine gute Entscheidung für die weitere Behandlung zu treffen (Werner 2015). Durch eine gemeinsame Entscheidungsfindung im multiprofessionellen Team wird den »wiederkehrenden moralischen Unsicherheiten« (Riedel 2015, S. 60) der einzelnen Mitarbeiter im Tätigkeitsbereich der betroffenen Person entgegengewirkt und Transparenz, Klarheit und Sicherheit vermittelt. Zu bedenken ist, dass Entscheidungsoptionen, welche in ethischen Fallbesprechungen oder Ethikberatungen erarbeitet werden, nicht den Anspruch haben, eindeutige Lösungen zu liefern, sondern vielmehr einen Weg zur Orientierung anbieten. Zentrales Element ethischer Fallbesprechungen ist, dass »gemeinsam getroffene, ethisch reflektierte, ethisch verantwortbare und begründete Entscheidungen [...] gemeinsam getragen und vertreten werden [können]« (Riedel 2015, S. 60). Auch wenn Entscheidungen dem Verantwortungsbereich einer Berufsgruppe zuzurechnen sind (beispielsweise ärztlichem Personal oder einer Einrichtungsleitung), dient der kooperative Beratungsprozess der Entscheidungs- und Handlungssicherheit.

2.2 Modelle ethisch-reflexiver Fallbesprechung

2.2.1 Nimwegener Modell

Ethische Modelle dienen dazu, ethische Entscheidungen besser treffen zu können (Gerhard 2011, S. 234). Heutzutage wird hierfür in einer multiprofessionell zusammengesetzten Runde ethisch diskutiert, argumentiert und zusammenfassend von einer außenstehenden Person reflektiert. Dies war jedoch nicht immer der Fall: Im späten 20. Jahrhundert forderten erste deutsche christliche Krankenhausverbände ethische Beratungsgremien. Da man in den USA schon seit 1970 nach den geforderten Prinzipien arbeitete, übernahmen die katholischen und evangelischen Krankenhausverbände Deutschlands gewisse Einflüsse. Das amerikanische Prinzip arbeitete danach, dass eine ethische Anfrage an ein ethisches Beratungsgremium (klinisches Ethikkomitee) gestellt wird. Der Vorteil dieser Ethikkomitees liegt darin begründet, dass hier eine hohe Sachkompetenz in einer Kommission vertreten ist. Die Schwelle, eine Anfrage an eine Beratungskommission zu stellen, ist aber erheblich höher, als sie im Team zu bearbeiten (Gerhard 2011, S. 234 f). Im Jahr 2003 publizierten Steinkamp und Gordijn das ›Nimwegener Modell‹ der ethischen Fallbesprechungen an der katholischen Universität in Nijmegen. Das Modell ist aufgebaut für ethische, strukturierte Fallbesprechungen, die in multiprofessionellen Teambesprechungen mit einem externen (ethisch qualifizierten) Moderator stattfinden. Wichtig ist, dass auch nicht-ethisch Ausgebildete (Angehörige, Therapeuten, Sozialarbeiter) hier ihre Meinung einbringen sollen (Gerhard 2011, S. 235 f). Das Ziel einer multiprofessionellen Diskussion ist die Fundierung von Verantwortlichkeit: derjenige, der über die auszuführende Handlung entscheidet und sie letztlich übernimmt, trägt zwar auch weiterhin im juristischen Sinne die Verantwortung für das Handeln, aber kann sich auf den fundierten Konsens einer multiprofessionellen Gruppe stützen. In Deutschland ist dies der behandelnde Arzt, der sich auf die Unterstützung des Teams verlassen kann.

Steinkamp und Gordijn (2003, zitiert in Gerhard 2011, S. 236) definieren ihr Modell wie folgt:

»Ethische Fallbesprechung auf Station ist der systematische Versuch, im Rahmen eines strukturierten, von einem Moderator geleiteten Gesprächs mit einem multidisziplinären Team innerhalb eines begrenzten Zeitraums zu der ethisch am besten begründbaren Entscheidung zu gelangen«.

Während der Gruppendiskussionen wird ein Fragebogen zu Hilfe genommen. Dieser besteht aus vier aufeinanderfolgenden Abschnitten: Problemdefinition, Fakten, Bewertung und Beschlussfassung. Die Problemdefinition umfasst, wie der Überbegriff schon sagt, eine eindeutige Definition des ethischen Problems, worüber diskutiert werden soll. Der zweite Abschnitt ›Fakten‹, trägt Informationen zu den medizinischen und pflegerischen Gesichtspunkten, sowie zu den weltanschaulichen, sozialen und organisatorischen Dimensionen bei. Die Bewertung bezieht sich auf die Gewährleistung der Patientenautonomie und der Verantwortlichkeit des multiprofessionellen Teams (Ärzte, Pflegekräfte, Betreuer). Abschließend wird das ethische Problem erneut benannt (evtl. ein anderes als anfangs vermutet wurde) und festgelegt, wie weiter gehandelt werden sollte (Gerhard 2011, S. 239; Schwermann 2009, S. 97-100).

Diese Besprechung sollte nicht dazu dienen, die ärztliche Verantwortung des Handelns aufzuheben oder die Entscheidungen anderen zu überlassen. Die Verantwortung sowie die Entscheidungsfindung liegen letztendlich weiterhin bei dem behandelnden Arzt. Das ›Nimwegener Modell‹ gibt nur die Möglichkeit, Angehörige und betreuende Personen ein Mitspracherecht zu gewährleisten, damit der Arzt seine Meinung guten Gewissens umsetzen kann (Gerhard 2011, S. 239 f). Das Instrument ist unter anderem in der Broschüre der Malteser »Ethische Fallbesprechung. Eine interdisziplinäre Form klinischer Ethikberatung« nachzulesen (Malteser 2005).

2.2.2 Modell von Rabe

Die Pflegeethikerin Marianne Rabe entwickelte ein Modell zur reflexionsorientierten ethischen Falldiskussion. In diesem Modell stellen die drei Hauptschritte – ethische Reflexion, die Situationsanalyse und deren Ergebnisse – die Grundform der praxisorientierten ethischen Reflexion dar (Rabe 2009, S. 152).

»Ausgehend von der konkreten Situation erfolgt mit der ethischen Reflexion zugleich eine Abstraktion, nämlich die Besinnung auf das Allgemeine, Grundlegende, und im letzten Schritt zum einen ein Rückbezug auf die Ausgangssituation und zum anderen ein Rückblick auf den Diskussionsprozess selbst und ein Ausblick bezüglich praktischer Konsequenzen.« (Rabe 2009, S. 153)

Zwei wesentliche Hauptkriterien für die Gestaltung des Modells sind laut Rabe zum einen die Offenheit des Modells und zum anderen die Einfachheit und Verständlichkeit des Modells, um allen Beteiligten einen Zugang zur reflexionsorientierten Falldiskussion zu ermöglichen. Demnach beinhaltet es explizit keinen Fragenkatalog, sondern die Option zur Gestaltung einzelner, für den betreffenden Fall ethisch relevanter Einzelfragen.

Modell nach Rabe (Rabe 2009, S. 153)

1. Situationsanalyse
   - Persönliche Reaktionen
   - Die Sicht der anderen: Perspektive aller am Fall beteiligten Personen
   - Alternative Handlungsmöglichkeiten und ihre Folgen für die Betroffenen
2. Ethische Reflexion
   - Benennung des ethischen Problems
   - Formulierung der normativen Orientierungen (*) und übergeordneten Prinzipien, die für diese Situation von Bedeutung sind

- Verantwortungsebenen:
  - persönlich
  - institutionell
  - gesellschaftspolitisch

3. Ergebnisse
   - Ethisch begründete Beurteilung
   - Konsens / Dissens
   - Nötige praktische Konsequenzen und ihre Durchsetzung

(*) Zu den normativen Orientierungen gehören die moralischen Normen, Grundsätze und Werthaltungen, die den Diskutanten zu dem Fall einfallen.

Die Besonderheit des Modells besteht vor allem darin, dass es die Reflexionsfähigkeit der Beteiligten, insbesondere der Pflegenden stärkt, die Diskussion strukturiert und sowohl Konsens als auch abweichende Meinungen im Ergebnis festhält. Weniger die Verantwortlichkeit für eine Handlung ist zentrales Thema als vielmehr die Pragmatik der Konsensfindung und Planung der Umsetzung der konsentierten Maßnahmen.

2.2.3 Multidisziplinäre ethische Fallbesprechungen ethisch schwieriger Entscheidungssituationen (MEFES)

Die MEFES-Methode wurde im Rahmen des Projektes »Entscheidungslehre christlicher Ethik« der Deutschen Forschungsgemeinschaft (DFG) an der Theologischen Fakultät der Universität Augsburg entwickelt (Scheule et al. 2006, S. 2). MEFES steht für »Multidisziplinäre ethische Fallbesprechung in schwierigen Entscheidungssituationen«. Als Begründer dieser Methode gilt der Theologe Rupert Scheule (Werner 2015), die Pilotphase fand von 2005 bis 2006 im Schlaganfallzentrum der Neurologischen Klinik am Klinikum Augsburg statt (Scheule et al. 2006, S. 2).

MEFES soll zur »Entscheidungshilfe bei schwierigen Entscheidungen [dienen], die in [die] Persönlichkeit des Patienten eingreifen« (Scheule et al. 2006, S. 2), wobei sowohl objektive als auch subjektive Kriterien der Mitglieder der Fallbesprechungsgruppe berücksichtigt werden. Die Grundidee dieser Methode ist die »Blickwinkelerweiterung unter Einschluss ethischer und seelsorglicher Aspekte« (Scheule et al. 2006, S. 2). Dieser Idee liegt zugrunde, dass jede Person aufgrund ihres beruflichen Hintergrundes und ihrer individuellen Erfahrungen sowie ethischen Vorstellungen einen eingeschränkten Blick mit sog. »blinden Flecken« auf einen bestimmten Sachverhalt hat. Derselbe Sachverhalt stellt sich bspw. für Ärzte, Pflegende oder andere Berufsgruppen unterschiedlich dar, sodass der Austausch und eine »wechselseitige multidisziplinäre Aufklärung« (Scheule et al. 2006, S. 3; Gerhard 2011, S. 245) notwendig sind, um eine Perspektivverschränkung zu ermöglichen und eine umfassende Sicht auf die Gesamtsituation zu erhalten. Teilnehmer der MEFES kann jedes Mitglied des Behandlungsteams sein, welches »eine eigene Perspektive auf das Entscheidungsproblem hat« (Scheule et al. 2006, S. 5). Verpflichtende Voraussetzung ist, dass sich jeder Teilnehmer vor der MEFES durch Informationsbeschaffung und dessen Strukturierung entsprechend vorbereitet, um den konkreten Entscheidungsprozess nachvollziehen und mitgestalten zu können. Die Durchführung einer MEFES selbst kann von allen Mitgliedern des Behandlungsteams angeregt werden (Scheule et al. 2006, S. 5). Die MEFES umfasst sieben Phasen (Marckmann 2014), welche chronologisch durchlaufen werden (▸ Abb. 1).

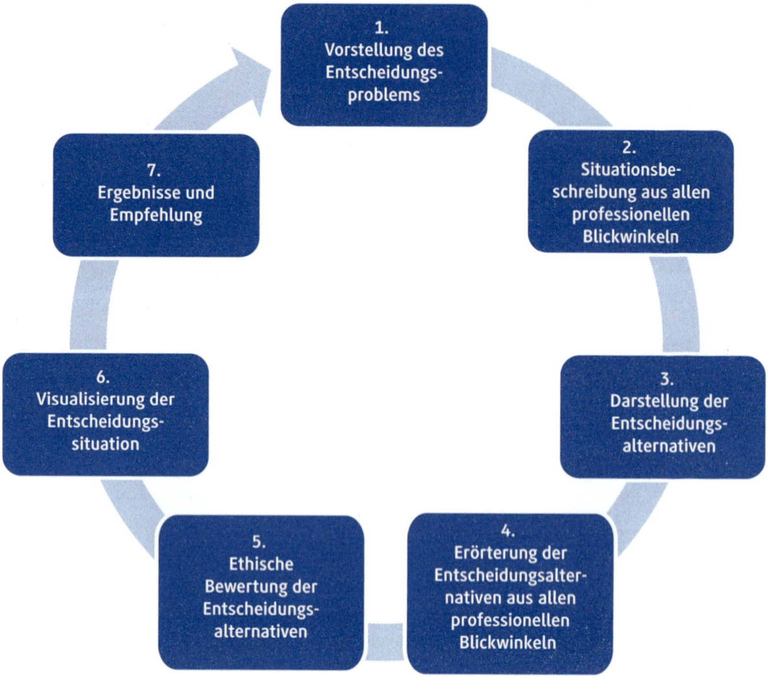

Abb. 1: Die sieben Phasen der MEFES

In einer etwa 45 Minuten umfassenden Fallbesprechung (Scheule et al. 2006, S. 5; Gerhard 2011, S. 244) erfolgt zunächst die *Vorstellung des Entscheidungsproblems* (Phase 1). Darauf folgend haben in Phase 2 (*Situationsbeschreibung aus allen professionellen Blickwinkeln*) alle Professionen bzw. alle Mitglieder der Fallbesprechungsgruppe die Möglichkeit, die aktuelle Problemsituation aus ihrer Sicht zu beschreiben. Anschließend werden unter *Darstellung der Entscheidungsalternativen* (Phase 3) mögliche Perspektiven aufgezeigt oder im Beratungsgremium gesammelt, bevor diese in Phase 4 (*Erörterung der Entscheidungsalternativen aus allen professionellen Blickwinkeln*) von den Mitgliedern der MEFES aus deren beruflichen Hintergrund und Selbstverständnis heraus bewertet werden (Scheule et al. 2006, S. 6). Die nachfolgende Phase 5 beschäftigt sich mit der *Ethischen Bewertung der Entscheidungsalternativen* und zeichnet sich als »heikelster Schritt« (Scheule et al. 2006, S. 7) der MEFES-Methode aus. Wichtige ethische Kriterien sind u. a. Würde, Autonomie und Gerechtigkeit (Werner 2015). Bei der ethischen Bewertung können sich die Teilnehmer nicht mehr ausschließlich auf ihren beruflichen Hintergrund berufen, sondern müssen persönlich eine ethische Einordnung der Entscheidungsalternativen vornehmen. Dabei geben die Teilnehmer immer auch ein Stück ihrer persönlichen Ansichten preis. Insgesamt kann sich in dieser Phase eine gemeinsame Konsensbildung durch die Mitglieder ggf. als schwierig erweisen. Lässt sich keine eindeutige ethische Bewertung für eine Entscheidungsalternative treffen bzw. herrscht ein Gleichstand der Voten, so wiegt die Stimme derjenigen Person, welche die Anregung zur Durchführung der MEFES gegeben hat, höher. Diese Stimme fungiert als sog. »Stich« (Scheule et al. 2006, S. 7). In Phase 6 erfolgt eine *Visualisierung der Entscheidungssituation*. Dazu können bspw. mögliche Entscheidungsalternativen mit Kriterien wie »ethisch gut? medizinisch gut? ökonomisch gut? lebensweltlich gut?« (Scheule et al. 2006, S. 8) bewertet werden. Dabei richtet sich die Auswahl der Kriterien nach der jeweiligen Situation, sie werden individuell bestimmt. In der letzten Phase, Phase 7 (*Ergebnisse und Empfehlung*) wird eine Entscheidungsempfehlung ausgesprochen, wobei dem ethischen Aspekt eine bedeutsame Rolle zukommt. Scheule et al. (2006, S. 8) begründen dies wie folgt: »Wähle die Entscheidung, die moralisch gut *und darüber hinaus* noch aus den meisten anderen Blickwinkeln gut ist.« Wird anschließend eine Entscheidungsempfehlung durch die Fallbesprechungsgruppe ausgesprochen, ist die Sitzung beendet.

Der Kern der MEFES-Methode ist nach Scheule, dass die »menschliche Würde als medizinisch-ethischer Zentralwert« im Mittelpunkt der Überlegungen stehe (Werner 2015). Diesem werde man nur gerecht, wenn eine umfassende Analyse der jeweiligen (ethischen) Problemsituation ermöglicht wird. Dafür bietet die MEFES-Methode einen guten Rahmen, da die interprofessionelle Teamarbeit einen charakteristischen Stellenwert innerhalb dieser Methode einnimmt. Vorteilhaft zudem sei, dass »mehrere Schultern schwierige Entscheidungen mittragen« (Werner 2015). Eine Vertiefung findet sich in weiteren Publikationen des Autors (Scheule 2009).

2.2.4 Schmerzbezogene Fallbesprechung

Schmerz ist ein individuelles und subjektives Erleben und wird nicht nur vom Betroffenem in seiner Intensivität und Empfinden situationsbedingt verschieden stark, sondern auch von den Außenstehenden unterschiedlich wahrgenommen. Daher ist es im Bedarfsfall ratsam, in Gesundheitseinrichtungen die Schmerz-Situation eines Patienten oder Bewohners durch Fallarbeit im Team zu erörtern. Dies sollte nicht innerhalb einer Berufsgruppe stattfinden, sondern interdisziplinär gestaltet werden. Da meist alle Beteiligten nicht gleichzeitig zu einer Besprechung anwesend sein können, kann dies auch in einem kleinen Kreis stattfinden.

Zuerst wird von allen Beteiligten lediglich das Schmerzerleben des Betroffenen dargestellt. Bereits hier können große Diskrepanzen entstehen, da, wie bereits genannt, die Auffassung Außenbeteiligter von Schmerz sehr unterschiedlich ist (Fischer 2011, S. 522). Am wichtigsten ist daher, das Schmerzerleben des Betroffenen in den Mittelpunkt zu stellen. Zweitens wird der

Es können fünf Punkte für einen Ablauf genutzt werden (Schwermann 2009, S. 84):
1. Im Team das Schmerzerleben darstellen
2. Erfolg der Schmerztherapie evaluieren
3. Möglichkeiten einer nicht-medikamentösen Schmerztherapie erörtern
4. Neue Strategien erörtern und durchdenken
5. Dokumentation überarbeiten

Erfolg der Schmerztherapie evaluiert (Schwermann 2009, S. 84-85). Eventuell stellt sich bereits heraus, dass der Betroffene mit der Therapie vollkommen zufrieden ist und keinerlei weitere Interventionen wünscht. Schwieriger wird es, wenn der Betroffene nicht in der Lage ist, sich adäquat zu seinem Schmerzbefinden zu äußern. Schmerz-Assessments zur Schmerzevaluierung bei Betroffenen, die sich zu ihrem Befinden nicht äußern können, sollten hier hinzugezogen werden. Die nicht-medikamentöse Schmerztherapie wird im dritten Schritt besprochen. Im vierten Schritt werden neue Strategien erörtert und durchdacht: Möglicherweise gab es in der Vergangenheit bereits Interventionen, welche dem Betroffenen geholfen haben. Diese können hier hinzugezogen werden. Im fünften Schritt wird die Dokumentation letztendlich überarbeitet. Ein Gesprächsleitfaden kann ein nützlicher Leitfaden für solch eine Fallbesprechung sein (Anhang 2; vgl. Schwermann 2009, S. 85-86).

2.2.5 Liverpool Care Pathway

Der »Liverpool Care Pathway« (LCP) wurde im Jahr 2000 von der *Royal Liverpool University* und dem *Marie Curie Center Liver-*

pool entwickelt, 2006 ins Deutsche übersetzt, in der Schweiz implementiert und 2007 in Deutschland eingeführt (www.evangelischeskrankenhaus.de/palliativmedizin.html).

Der LCP beschreibt einen Behandlungspfad für die Betreuung von Patienten in der Sterbephase und deren Angehörigen.

»Neben medizinischen und pflegerischen Entscheidungen werden auch psychologische, soziale und religiöse Bedürfnisse des Patienten berücksichtigt. Anhand einer »Checkliste« werden Ziele für eine möglichst optimale Begleitung definiert und im Verlauf immer wieder abgefragt und überprüft. Hierzu gehören unter anderem die Behandlung und Linderung häufiger Symptome wie Schmerzen, Luftnot oder Unruhe. Dabei bietet der LCP dem Behandlungsteam praxisnahe Hilfestellungen, beispielsweise bei der Wahl der Bedarfsmedikation. Weitere Ziele beinhalten zum Beispiel das Absetzen nicht notwendiger Medikamente, die Betreuung der Angehörigen sowie die Benachrichtigung des Hausarztes.« (ebd.)

Ein Instrument zum LCP steht in der HOPE (Hospiz- und Palliativ-Erfassung) als Standarddokumentation im Downloadbereich zur Verfügung (www.hope-clara.de/download/HOPE¬2009LCPchen.pdf, Zugriff am 10.7.2017). Der LCP in der deutschen Version basiert auf dem Vorgehen des »Liverpool Care Pathway« des *LCP Central Team UK, Marie Curie Palliative Care Institute Liverpool*. Nach dem Versterben eines Menschen setzt sich das multiprofessionelle Team zusammen und reflektiert die palliative Versorgung aus der Perspektive pflegerischer und medizinischer Maßnahmen und Therapien, der psychologischen und spirituellen Unterstützung des Betroffenen und seiner Familie / signifikanten Anderen, der Kommunikations- und Informationsqualität, der Versorgung nach dem Tode sowie der Dokumentation.

2.2.6 Hermeneutische Fallbesprechung

Hermeneutik leitet sich vom griechischen Wort »hermeneuein« ab: auslegen, deuten, erklären. Das hermeneutische Fallverstehen ist ein erkenntnistheoretischer Ansatz, dessen Ziel es ist, einen Sachverhalt oder ein Phänomen zu verstehen und seinen Sinn auszumachen. Dies geschieht durch das Erklären, Deuten und Auslegen von Symbolen und Zeichen. In der Praxis gesundheitlicher Betreuung und Behandlung wären dies beispielsweise Mimik, Gestik, Handlungen, textliche Äußerungen und Sprache eines Patienten oder eines Bewohners. Um den Patienten oder den Bewohner mit seiner eigenen Weltanschauung und seinen Erfahrungen und Erlebnissen zu verstehen, bedient man sich der erkenntnistheoretischen Grundlage der philosophischen Hermeneutik nach Gadamer und dem hermeneutischen Zirkelverfahren. Gadamer sah insbesondere in dem Vorwissen der betroffenen Person einen entscheidenden Faktor von Verständnisgewinnung (Schrems 2018, S. 178). Vorwissen prägt die Aufnahme und die Interpretation der Reize aus der Umwelt. Daher sollte das Vorwissen sowohl der Pflegeperson als auch des Patienten/Bewohners reflektiert werden. Es wird also ein Perspektivwechsel angestrebt. Da dies natürlich nicht vollständig möglich ist, ergibt sich eine Differenz, die sogenannte Hermeneutische Differenz (Schrems 2018, S. 185). Hier findet der hermeneutische Zirkel seinen Einsatz. Dieser kann die Differenz verringern, wenn auch nicht vollständig eliminieren (▸ Abb. 2).

Zuerst wird das Vorwissen einer Pflegeperson geschildert. Folglich wird eine Hypothese gestellt. Dieses Prozedere wird nach und nach von den Beteiligten durchlaufen, bis alle ihren Informationsstand beitragen konnten. Dadurch werden Wissenslücken verringert und Hypothesen, Überlegungen, Ideen

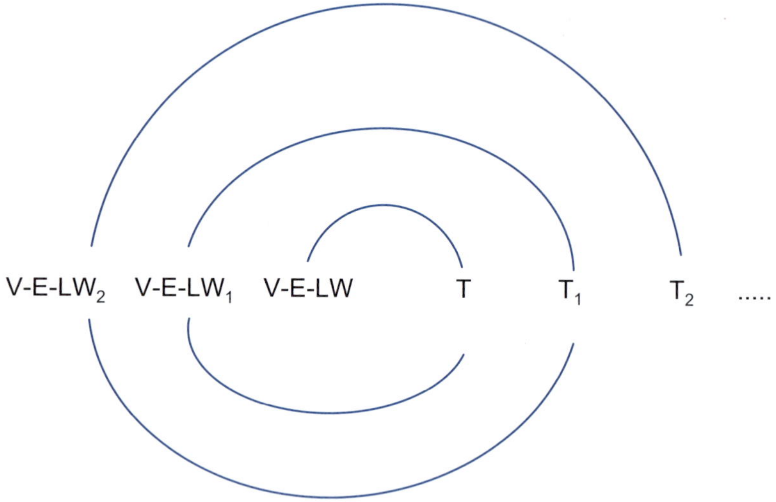

Abb. 2: Hermeneutischer Zirkel (Mit freundlicher Genehmigung der Facultas Verlags- und Buchhandels AG: Schrems 2018, S. 189)

geteilt. Auf diese Weise verringert sich die ›hermeneutische Differenz‹; die auf unterschiedlichem Vorwissen beruhenden Einschätzungen des Sachverhalts der unterschiedlichen Beteiligten nähern sich einander an. Verschiedene Methoden zum hermeneutischen Fallverstehen werden im Kapitel »Protokolle und hermeneutisches Fallverstehen« (▸ Kap. 3.5) dargestellt.

2.2.7 Reflexive Fallbesprechung

Die Reflexive Fallbesprechung findet, wie der Name bereits sagt, als Reflexion statt. Die Begründer dieser Methode sprechen von »on-action«: Während In-Action im Verlauf einer Handlungssituation zur Geltung kommt, tritt bei On-Action die Reflexion erst nach beendetem Fall auf. Man verspricht sich durch die nachgehende Reflexion die Möglichkeit, die eigenen Handlungen, Entscheidungen und Motivationen zu hinterfragen, zu bewerten und Schlüsse für künftiges Handeln und Verhalten daraus zu ziehen (Schrems 2013, S. 85-86). Dies dient nicht nur dazu, künftig Fehler zu verhindern, sondern auch sich selbst in Handlungen sicherer zu wissen. Dies geschieht durch das eigene Hinterfragen. Dadurch, dass die Reflexive Fallbesprechung erst retrospektiv stattfindet, ermöglicht dies eine gewisse Distanzierung vom Geschehen, sodass eine objektivere Sichtweise zum Tragen kommt. So wird gewährleistet, dass Impulsivität die eigene Reflexion nicht zu sehr beeinträchtigt (Schrems 2013, S. 85). Um die gewünschten und notwendigen Informationen der Reflexiven Fallbesprechung vorliegen zu haben, ist eine akribische Dokumentation des Falles und der getroffenen Interventionen während der Durchführung unabdinglich. Die Reflexion kann nach verschiedenen Schemata ablaufen.

Das Modell der strukturierten Reflexion von Christopher Johns (2004, S. 81) verläuft in sechs Phasen und dient der Selbstreflexion der (Pflege-)Praktiker (▸ Abb. 3).

Johns (2004, S. 81) stellt ein Schema zur Förderung der Selbstreflexion zur Verfügung, das in diesem Buch die Selbstreflexion durch eine außenstehende Person fördert. Johns verdeutlicht aus seiner jahrelangen Erfahrung heraus, dass viele Gesundheitspraktiker nicht wissen, wie eine Reflexion ablaufen kann und dass sie langsam an die kontinuierliche Selbstreflexion herangeführt werden müssen.

Daher ist es hilfreich, wenn die Selbstreflexion zuerst im Rahmen einer Praxisanleitung oder einer kollegialen Beratung durch eine weitere Person gefördert wird. Diese externe Person stellt ausschließlich die Fragen und orientiert sich an den

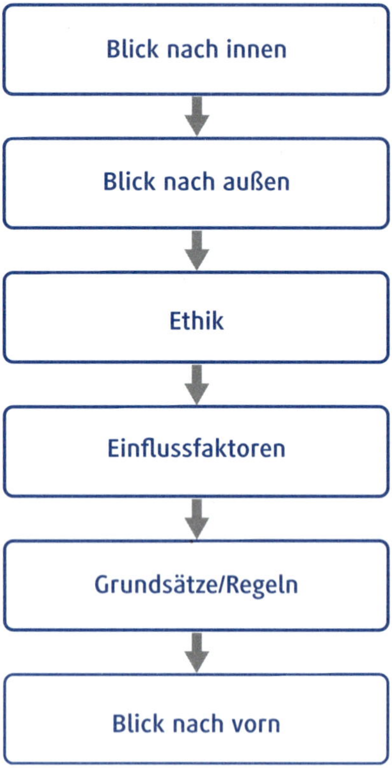

Abb. 3: Modell der strukturierten Reflexion nach Johns

Grundlagen der klientenzentrierten Gesprächsführung. Johns entwickelte das Modell der strukturierten Reflexion als Orientierungsrahmen auf der Grundlage der Gesprächsmuster, die er bei der geleiteten Reflexion zwischen Klient und Berater analysierte sowie dem Paradigma-Modell der *Grounded Theory* von Strauss/Corbin (Johns 2004, S. 82).

Bei der strukturierten Reflexion wird nach einer als herausfordernd erlebten Situation zuerst der *Blick nach innen* gewendet. Wichtig ist hierbei, dass die Selbstreflexion in einer ruhigen Atmosphäre stattfindet, in der Gedanken und Gefühle wahrgenommen werden können. Der Reflektierende wird dazu angeregt, Ideen und Gefühle aufzuschreiben, die für die Verwirklichung einer wünschenswerten Handlungsweise wichtig erscheinen.

Darauf aufbauend wird der Blick nach außen gewendet. Die Person soll nun die Situation beschreiben, die ihre Gedanken und Gefühle umgibt und dabei wichtige Punkte herauskristallisieren. Darauf beantwortet sie ästhetische Aspekte. Dabei unterstützen die Fragestellungen zur strukturierten Reflexion in Anlehnung an Johns.

Strukturierte Reflexion nach Johns (2004):

1. Blick nach innen
   - Besinnen Sie sich auf sich, hören Sie auf Ihre Gedanken und Gefühle.
   - Schreiben oder benennen Sie die Ideen und Emotionen, die Ihnen wichtig erscheinen.
2. Blick nach außen
   - Beschreiben Sie die Situation, die Ihre Gedanken und Gefühle umgibt. Welche Punkte erscheinen Ihnen wichtig?
   - Was war Ihr Ziel? Was haben Sie erreicht?
   - Welche Konsequenzen hatte das für den Klienten / für andere?
   - Was haben andere empfunden? Warum haben Sie das gewusst / vermutet?
3. Ethik
   - Haben Sie zum Besten des (zu pflegenden) Menschen gehandelt?
   - Haben Sie seine Angehörigen einbezogen?

4. Einflussfaktoren
   - Welche Faktoren Ihrer Persönlichkeit / welche Kompetenzen haben Ihr Handeln beeinflusst?
   - Welche äußeren Faktoren haben das Handeln / die Situation beeinflusst?
5. Grundsätze / Regeln
   - Welches Wissen haben Sie genutzt? Was konnten Sie anwenden? Auf welche Regeln / Grundsätze etc. haben Sie zurückgegriffen?
6. Blick nach vorn
   - Knüpft die Situation an vorherige Erfahrungen an? Wie könnten Sie noch besser mit der Situation umgehen?
   - Welche Konsequenzen hätte ein anderes Vorgehen auf Klient / Sie / Mitarbeiter etc.?
   - Welches Resultat ziehen Sie aus der Erfahrung? Wie beeinflusst die Erfahrung Ihr weiteres Handeln / Ihren weiteren Lebensweg?

Im nächsten Schritt wird die Ethik betrachtet sowie beeinflussende Faktoren gehoben. In Bezug auf die Empirie analysiert der Reflektierende, auf welches Wissen er sich bezogen hat, bzw. welches Wissen handlungsförderlich gewesen wäre. Abschließend ermöglicht die Reflexion die bewusste Ausrichtung der Überlegungen auf künftige Situationen (Blick nach vorne), in denen vergleichbare Herausforderungen an das individuelle oder gemeinsame Handeln bestehen.

2.2.8 Palliative Fallarbeit – Begleitete Intervision – Kollegiale Beratung

Arbeit an einzelnen konkreten Fällen ist im Kontext von Hospizarbeit und Palliative Care kein Novum. Es gibt etablierte und zielführende Verfahren regelgeleiteter Auseinandersetzung mit Patienten- bzw. Bewohnersituationen mit der Zielsetzung einer Lösungsfindung. Deshalb werden im Folgenden die Begriffe Palliative Fallarbeit, Begleitete Intervision und Kollegiale Beratung einer Analyse unterzogen. Dabei werden sowohl charakteristische Elemente der jeweiligen Begrifflichkeiten als auch deren Abläufe sowie mögliche Parallelen untereinander in den Fokus genommen.

Palliative Fallarbeit

Mit Blick auf das oberste Ziel von Palliative Care, nämlich »die körperlichen, psychischen, sozialen und spirituellen Bedürfnisse und Ressourcen [von Menschen am Lebensende] wahrzunehmen und die Leiden und Schmerzen zu lindern« (Raischl 2014, S. 165), wird ein umfassendes Anwendungsgebiet für die palliative Fallarbeit ersichtlich. Diese Form der Begleitung erstreckt sich sowohl auf den Betroffenen selbst als auch auf seine Angehörigen (Raischl 2014, S. 165). Ethische Entscheidungssituationen in Palliative Care stehen häufig mit einer Behandlungsentscheidung im Zusammenhang, die mit dem (mutmaßlichen) Willen der betroffenen Person in Einklang gebracht werden soll.

Die Besinnung auf den (mutmaßlichen) Willen des Betroffenen ist dabei von zentraler Bedeutung, da Menschen am Lebensende das Recht haben, »ihren Werten und Vorstellungen gemäß zu sterben« (Raischl 2014, S. 165). Um dabei die Situation des Betroffenen in ihrer Komplexität bestmöglich darlegen zu können, ist die interprofessionelle Arbeit im Team eine wichtige

Aus diesem Grund stehen im Folgenden sechs inhaltliche Aspekte im Fokus palliativer Fallarbeit:

1. Befähigung von Stellvertretern des Betroffenen zur Wahrnehmung rechtlicher Verantwortung
2. Unterstützung bei der Erhebung des mutmaßlichen Willens
3. Mitwirkung des Teams am Entscheidungsprozess unter Einbezug der Bedürfnisse aller beteiligten Personen
4. Förderung der Kommunikation (auch in Konfliktsituationen)
5. Psychosoziale Beratung / Begleitung der Angehörigen
6. sowie die palliativmedizinische bzw. rechtliche Beratung (Wohlleben 2014, S. 145).

Grundlage. Interprofessionalität liegt dann vor, »wenn Teammitglieder unterschiedlicher Professionen voneinander und übereinander lernen, [einen wechselseitigen Austausch untereinander pflegen,] ihr Wissen kritisch reflektieren [...] und ein gemeinsames Verständnis der Probleme [...] entwickeln« (Wasner 2014a, S. 161). D´Amour et al. (2005, S. 118 f; zitiert nach Wasner 2014a, S. 161) ergänzen zusätzlich die Faktoren geteilte Verantwortung, konstruktives kollegiales Verhältnis, gegenseitige Abhängigkeit, symmetrisches Kräfteverhältnis und Prozessorientierung als Merkmale von Interprofessionalität. Mittels dieser Grundlage ist es möglich, ethische Entscheidungen durch Fallarbeit im Kontext palliativer Versorgung und hospizlicher Begleitung möglichst nahe am Wohl des Betroffenen auszurichten, um individuell die bestmögliche Entscheidung hinsichtlich der Lebensqualität zu treffen.

Neben dem zuvor dargelegten Anwendungsfeld der palliativen Fallarbeit sind diese zudem »zur Erreichung der Therapieziele oder zur Therapiebegrenzung wichtig« (Lexa 2015, S. 34). Diese spielen kontinuierlich während der Begleitung betroffener Menschen im palliativen Setting eine Rolle. Durch die Durchführung von Fallbesprechungen soll das Team eine gemeinsame Situationseinschätzung vornehmen, um im gemeinsamen Einverständnis Maßnahmen abzuleiten, die zu Wohlbefinden, Lebensqualität und der besseren Bewältigung des gewohnten Lebensalltages beitragen (Lexa 2015, S. 34).

Bei der palliativen Fallarbeit sind in erster Linie Patientenfälle Gegenstand der Beratung. Diese werden zunächst dem Team vorgestellt, um einen Überblick über die Situation zu erhalten. Anschließend werden alle relevanten Daten und Fakten zusammengetragen, um eine Entscheidungsgrundlage für die Bearbeitung der aktuellen Problemstellung bzw. Fragestellung zu erhalten. Dann erfolgt die Bewertung der Fakten durch die Mitglieder des Beratungsgremiums. Dabei ist zuerst und in erster Linie der (mutmaßliche) Wille des Betroffenen zu berücksichtigen. Entweder der Betroffene wird selbst dazu befragt oder, sollte er nicht dazu in der Lage sein, der (mutmaßliche) Wille der betroffenen Person wird im Gremium eruiert unter Einbindung eines bevollmächtigten / gesetzlichen Vertreters (▸ Anhang 3). Erst im zweiten Schritt werden die einzelnen Mitglieder zu ihrer Position befragt, welche sich aus dem beruflichen und persönlichen Hintergrund ergibt. Letzteres ist der entscheidende Unterschied zur Palliativen Fallbesprechung, deren Herangehensweise sich elementar unterscheidet (▸ Kap. 4).

Zur Entscheidung über mögliche Behandlungsstrategien werden folgende Fragen verhandelt:

- Was entspricht dem mutmaßlichen Willen der Person?
- Was schadet dem Betroffenen nicht / am geringsten?
- Welche Maßnahme hat den größten Nutzen?

- Was lässt sich am ehesten rechtfertigen (hinsichtlich Prognose, Lebenserwartung, ...)?

Diese Fragen entsprechen dem Konzept der Prinzipienethik nach Tom I. Beauchamp und James F. Childress (Beauchamp und Childress 2008) (▸ Anhang 1). Nachdem eine umfassende Bewertung durch alle Teammitglieder vorgenommen wurde, werden gemeinsame Behandlungsempfehlungen bzw. gemeinsam ausgewählte Ergebnisse festgehalten und so der Abschluss gebildet. Das gesamte Verfahren wird protokolliert und von einem neutralen Moderator geleitet. Anschließend kann ein neuer Fall Gegenstand der Beratung werden (Lexa 2015, S. 36-40). Die palliative Fallarbeit weist Überschneidungen zur Intervision bzw. Kollegialen Beratung auf, wobei der zentrale Unterschied darin besteht, dass nicht die eigene Situation eines Teilnehmers der Gruppe Gegenstand der Beratung ist, sondern die Situation einer »fremden« Person, die jedoch aufgrund der beruflichen Zuordnung in enger Beziehung zu allen Mitgliedern der Fallbesprechungsgruppe steht. Nachstehend erfolgt eine nähere Betrachtung von Intervision und Kollegialer Beratung, dessen Inhalte teils ergänzend für die palliative Fallarbeit verstanden werden können.

Begleitete Intervision

Die begleitete Intervision kann in gewisser Weise als Vorläufer zur Kollegialen Beratung verstanden werden und stellt ebenso wie die Kollegiale Beratung ein mögliches Werkzeug zur Entscheidungsfindung dar (Kostrzewa und Gerhard 2010, S. 285). Dabei erwerben Teams durch einen externen, entsprechend qualifizierten Begleiter (z. B. Trainer, Berater) die notwendige Kommunikationskompetenz, um in Fallbesprechungen Problemstellungen zu bearbeiten und Maßnahmen für konkrete Fälle auszuhandeln. Der Begleiter vermittelt dem Team die Fertigkeiten, um später eigenverantwortlich Fallbesprechungen, in diesem Fall die Kollegiale Beratung, durchzuführen (Kostrzewa und Gerhard 2010, S. 285-286). Dazu »lehrt der Intervisor [...] über [ein] strukturiertes Vorgehen anhand eines straffen Zeitplans, mithilfe klarer Zuständigkeiten und inhaltlicher Aufgaben, die Gruppen analytisch einen Fall betrachten zu lassen und systematisch ein Problem anzugehen« (Kostrzewa und Gerhard 2010, S. 286). Es handelt sich somit um ein starres Grundgerüst, welches dem Team eine klare Vorgehensweise aufzeigt und eine langfristige Sicherheit für die Umsetzung bietet. Mit Voranschreiten der Kompetenz der begleiteten Personen zieht sich der externe Begleiter zunehmend zurück. Ist seine Anwesenheit nicht mehr notwendig, so ist die begleitete Intervision beendet und der Weg für die Kollegiale Beratung eröffnet (Kostrzewa und Gerhard 2010, S. 286).

Die Intervision selbst, ohne entsprechende externe Begleitung, wird häufig synonym für die Kollegiale Beratung verwendet (Lippmann 2013, S. 12). Die unterschiedliche Verwendung der Begrifflichkeiten hängt häufig von dem Kontext ab, in dem diese Art von Beratung praktiziert wird. So wird z. B. im pädagogischen Feld vornehmlich auf den Begriff der Kollegialen Beratung statt der Intervision zurückgegriffen (Lippmann 2013, S. 13). Lippmann (2013, S. 66) hat folgende Grundstruktur für den Ablauf einer Intervision aus verschiedenen Modellen ausfindig gemacht (▸ Abb. 4). Eine differenziertere Auseinandersetzung mit einem solchen Phasenmodell erfolgt unter dem Aspekt »Kollegiale Beratung« anhand der 6 Phasen der Kollegialen Beratung nach Tietze.

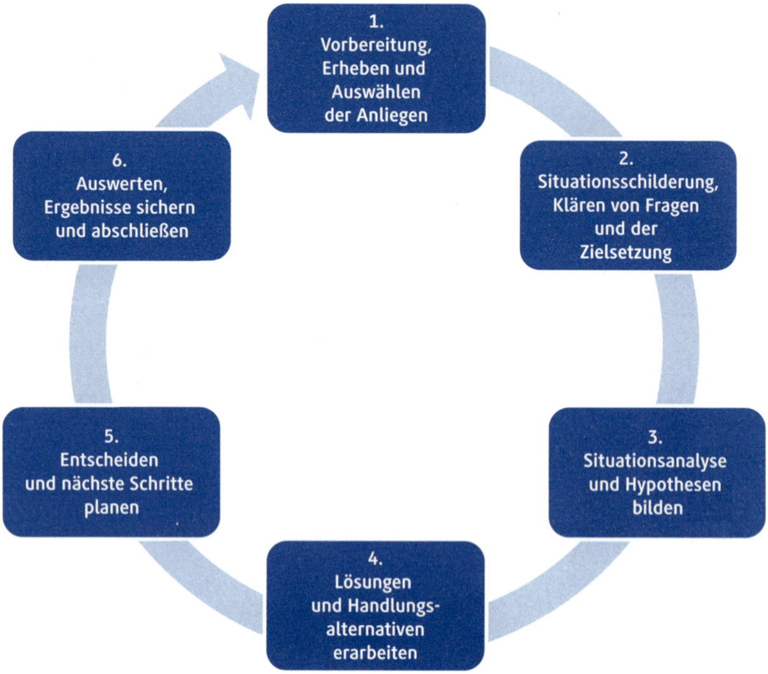

Abb. 4: Grundmodell der Intervision in 6 Schritten

Kollegiale Beratung

Bei der Kollegialen Beratung handelt es sich um »ein strukturiertes Beratungsgespräch in einer Gruppe, in dem ein Teilnehmer von den übrigen Teilnehmern nach einem feststehenden Ablauf mit verteilten Rollen beraten wird mit dem Ziel, Lösungen für eine konkrete berufliche Schlüsselfrage zu entwickeln« (Tietze 2012, S. 11). Dabei stammen die Teilnehmer aus ähnlichen Arbeitsfeldern bzw. weisen einen ähnlichen Erfahrungshintergrund auf, um den Ratsuchenden »qualifiziert bei beruflichen Problemen beraten [zu] können« (Tietze 2012, S. 11, 15). Alle Teilnehmer der Kollegialen Beratung sind mit der Vorgehensweise vertraut, sodass ein externer Moderator nicht notwendig ist. Die Verantwortung für einen optimalen Beratungsprozess liegt bei allen Personen zu gleichen Teilen (Tietze 2012, S. 12). Zentrale Elemente der Kollegialen Beratung sind die wechselseitige Hilfsbereitschaft und die Gleichberechtigung aller Gruppenmitglieder (Tietze 2012, S. 14 f). Jeder Teilnehmer kann folglich Problemstellungen in den geschützten Rahmen der Gruppe einbringen und wiederum andere Gruppenmitglieder bei der Lösung von Problemen unterstützen. Hierarchische Strukturen dürfen während der Kollegialen Beratung keine Rolle spielen, alle Teilnehmer bewegen sich auf Augenhöhe (Tietze 2012, S. 15). Die Kollegiale Beratung versteht sich als Prozessberatung. Die Berater gestalten den Prozess derart, dass sich der Ratsuchende selbst aktiv »mit der Analyse und Bewertung seines Problems« (Tietze 2012, S. 18) auseinandersetzt, eigene Lösungsmöglichkeiten entwickelt und daraus auswählt. Wichtig dabei ist, dass die Problemthemen eine berufliche Relevanz haben und nicht zu komplex sind. Dies würde mit Überforderung einhergehen, da sich die Teilnehmer der Kollegialen Beratung freiwillig zusammenschließen und keine ausgebildeten Beratungsexperten sind (Tietze 2012, S. 18 f).

Diese Form der Beratung empfiehlt sich folglich nicht bei allgemeinen Organisationsfragen, bei Problemen, von denen alle Personen in gleicher Weise betroffen sind, bei Konflikten innerhalb der Beratungsgruppe sowie bei privaten und persönlichen Problemen (Tietze 2012, S. 34 f). Die Kollegiale Beratung lässt sich folglich im »Bereich zwischen Alltagsberatung und professioneller Beratung« (Roddewig 2014, S. 73) einordnen. Sie kann zudem mit Qualifizierungsprogrammen gekoppelt sein. So besteht ggf. die Möglichkeit, an erworbene Beratungskompetenzen anzuknüpfen oder den Theorie-Praxis-Transfer von Inhalten der Beratung zu fördern (Tietze 2012, S. 28). Vertrauen und Sicherheit sind Grundpfeiler der Kollegialen Beratung. Ohne sie ist keine Kollegiale Beratung möglich, da andernfalls Störungen und Hemmungen den Beratungsprozess negativ beeinflussen und dessen Wirksamkeit erheblich einschränken. Aus diesem Grund ist es erforderlich, dass die Teilnehmerkonstellation über einen längeren Zeitraum bestehen bleibt, um eine Vertrauensbasis innerhalb der Gruppe herzustellen und dauerhaft zu gewährleisten (Roddewig 2014, S. 74). Eine Kollegiale Beratung sollte idealerweise alle zwei bis acht Wochen erfolgen, wobei der Zeitumfang pro Sitzung individuell zu bemessen ist. Zu Beginn der Kollegialen Beratung kann eine Einweisung durch eine geschulte Person hilfreich sein, bevor sich die Teilnehmer im Folgenden selbst und gleichberechtigt organisieren (Roddewig 2014, S. 75). Die folgende Abbildung zeigt die 6 Phasen der Kollegialen Beratung nach Tietze (2012, S. 60). Das Ziel der Kollegialen Beratung ist die gegenseitige Unterstützung und Förderung von Entscheidungssicherheit im aktuellen oder täglichen Handeln (▸ Abb. 5). Im Rahmen der kollegialen Beratung ist keine gesonderte Dokumentation erforderlich. In Phase 1 kann ein sogenannter Sekretär bestimmt werden, der je nach Methode Erkenntnisse des Beratungsprozesses dokumentieren kann, damit der Moderator sich ausschließlich auf die Moderation konzentrieren kann.

In der Phase *Casting* werden die Rollen für die Kollegiale Beratung vergeben: Moderator, Fallerzähler, mehrere Berater, Sekretär und ggf. ein Prozessbeobachter. Dabei wird zunächst ein Moderator für die Sitzung bestimmt, der die Rollenbesetzung des Fallerzählers leitet. Fallerzähler kann jeder sein, der ein Schlüsselthema bzw. eine Problemstellung hat, von der er sich durch die Beratung neue Perspektiven oder Lösungsmöglichkeiten erhofft. Alle anderen sind Berater, sofern ihnen keine andere Rolle zugewiesen wird. Der Moderator selbst hat im Beratungsverlauf in erster Linie formale Aufgaben: Einhalten der Zeit, der

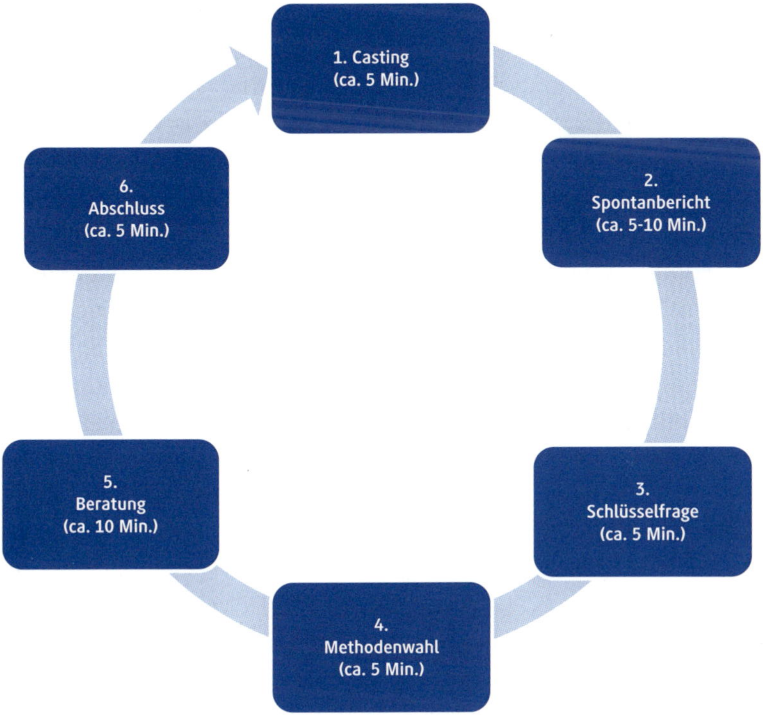

Abb. 5: 6 Phasen der Kollegialen Beratung nach Tietze

konkreten Aufgabenstellung als Beratungsgegenstand und der Gesprächsregeln und Umgangsformen (Kostrzewa und Gerhard 2010, S. 287; Tietze 2012, S. 60; Tietze k.D.) Während des *Spontanberichts* schildert der Fallerzähler aus subjektiver Sicht alle für die Berater relevanten Informationen zu seiner Problemstellung, ohne dabei unterbrochen zu werden. Lediglich der Moderator kann zwischenzeitlich Fragen zum besseren und tieferen Verständnis der Situation stellen. Am Ende des Berichts haben zudem die Berater kurz Zeit, weitere Verständnisfragen zu stellen

(Tietze 2012, S. 60; Tietze k.D.). Anschließend wird in Phase 3 im gemeinsamen Dialog eine *Schlüsselfrage* generiert. Diese sollte vom Ratsuchenden selbst formuliert werden. Ist es dem Ratsuchenden nicht möglich, eine konkrete Schlüsselfrage zu formulieren, erhält er Unterstützung aus der Gruppe. Gemeinsam können dann Vorschläge für mögliche Schlüsselfragen gesammelt werden, unter denen sich der Ratsuchende die für seine Situation passende Frage auswählt oder ableitet. Die gewählte Frage ist folglich der weitere Beratungsgegenstand, zu dem sich der Fallerzähler Rat einholen möchte (Tietze 2012, S. 61; Tietze, k.D.). Auf Grundlage von »Schlüsselfrage, Thema und [...] Kontextinformationen« wird von Fallerzähler und Beratern gemeinsam eine *Methodenwahl* aus dem Methodenrepertoire der Gruppe getroffen, welche in der konkreten Situation als zielführend erachtet wird. Der Moderator ist dabei handlungsleitend (Tietze 2012 S. 61; Tietze k.D.). In der nächsten Phase erfolgt die konkrete *Beratung* des Ratsuchenden auf Grundlage der zuvor ausgewählten Methode. Der Moderator leitet die Beratung, in welcher sich der Ratsuchende in passiver Haltung die Beiträge der Berater anhört. Ein in Phase 1 benannter Sekretär notiert die Beiträge bzw. Ideen, damit sich der Ratsuchende vollends auf den Beratungsprozess fokussieren kann (Tietze 2012, S. 61; Tietze k.D.). In der Phase *Abschluss* gibt der Ratsuchende eine Rückmeldung zu den aus seiner Sicht hilfreichen Anregungen und bedankt sich bei der Gruppe. Die Gruppe selbst oder ein zuvor benannter Prozessbeobachter reflektiert die Kollegiale Beratung, um den Prozess zunehmend zu optimieren. Die eingenommenen Rollen werden verlassen und entweder das Treffen beendet oder nach einer Pause eine weitere Kollegiale Beratung zu einer neuen Problemstellung durchgeführt. Die Phasen werden dann erneut mit veränderten Rollen durchlaufen (Tietze 2012, S. 61; Tietze k.D.).

Weitere Formen von (multiprofessionell besetzten) Gesprächsrunden jedweder Art, die weniger auf die Diskussion und Lösung von Patienten- bzw. Bewohnersituationen zielen als vielmehr auf die Reflexion der eigenen Kompetenz und des eigenen Verhaltens und ihrer Wirkweisen anhand von Patienten- bzw. Bewohnersituationen aus der beruflichen Praxis (wie z. B. Supervision, Balint-Gruppenarbeit), werden in dieser Publikation nicht behandelt.

2.2.9 Fallbesprechungen: Gesamtübersicht

Es gibt also verschiedene Arten von Fallbesprechungen. Ein Blick auf die unterscheidenden Merkmale ist hilfreich, weil nicht für jede Fragestellung, nicht für jede klärungsbedürftige Situation aus dem palliativen Kontext das im Folgekapitel vorgestellte Instrument der palliativen Fallbesprechung die geeignete Methode ist.

Der Vollständigkeit wegen sei der Begriff der klinischen Ethikberatung erwähnt. Im Versorgungskontext Klinik als einem Ort, an dem existenzielle Situationen auftreten, auch nennenswert viele Menschen ihre letzten Lebenstage verbringen und sterben (2016: 420.834 – Statistisches Bundesamt 2017, S. 22) und deshalb klärungsbedürftige ethische Fragen besonders häufig auftreten, sind Modelle interdisziplinärer Beratung etabliert worden, um über ethische Entscheidungssituationen im klinischen Alltag zu befinden. Dafür eingerichtete klinische Ethikkomitees oder Ethikkonsile dienen i. d. R. den Klärungen dieser ethischen Konfliktsituationen, die während klinischer Aufenthalte entstehen.

Tab. 1: Tabellarische Zusammenfassung von Ausrichtungen der Fallbesprechungen

a	1980	2003	2004	2006	2007 in DE	2009		Gemeinsamkeiten
	Hermeneutische Fallbesprechung	Njmwegener Methode	Reflexive Fallbesprechung	Ethische Fallbesprechung (MEFES)	Liverpool care Pathway	Model von Rabe	Schmerzbezogene Fallbesprechung	1. Situationsanalyse Medizinische Aufarbeitung des Falles (»Fakten«) – aber unterschiedliche Umsetzung 2. Bewertung der Entscheidungsalternativen – aber kein einheitliches Vorgehen
Quelle(n)	Steinkamp 2012 Raven 2016	Gerhard 2001; Schwermann 2009, Steinkamp & Gordijn 2003	Alsheimer 2007, zitiert nach Althoff et al. 2014	Scheule et al. 2006 Werner 2015 Scheule, Becker & Happach 2006	Nauck, Lindena & Radbruch 2012	Rabe 2009	Schwermann	
Anlässe	Fallverständnis und Perspektivwechsel	Forderung Christl. Krankenhausverbände nach ethischen	Reflexion eines Sterbefalles im Team	Projekt »Entscheidungslehre christlicher Ethik« der DFG	Reflexion der palliativen Versorgung	Kritik an instrumentalistischer, mechanistischer	Evaluieren einer Schmerztherapie im Team, Berück-	

Tab. 1: Tabellarische Zusammenfassung von Ausrichtungen der Fallbesprechungen – Fortsetzung

a	1980	2003	2004	2006	2007 in DE	2009		Gemeinsamkeiten
		Beratungsgremien; Mitspracherecht für Betroffene und Angehörige umsetzen				Auffassung von Ethik als »sicheren« Weg der Problemlösung;	sichtigung des Schmerzerlebens des Betroffenen	1. Situationsanalyse Medizinische Aufarbeitung des Falles (»Fakten«) – aber unterschiedliche Umsetzung 2. Bewertung der Entscheidungsalternativen – aber kein einheitliches Vorgehen
Ebene	Reflexionsebene	Reflexionsebene	Reflexions-, Verarbeitungsebene	Reflexions-, Verarbeitungsebene	Umsetzungshilfe; Handlungsorientierung	Reflexions-, Verarbeitungsebene	Reflexionsebene	
Zeitpunkt	Perspektivverschränkung zur Entscheidungsfindung in	Moderationsanleitung zur Unterstützung von Diskussionen im	Aufarbeitung von Erfahrungen und Hilfestellung bei	Entscheidungshilfe bei schwierigen Entscheidungen, die in die Persön-	Behandlungspfad für die Reflexion der palliativen Versorgung verstorbe-	Ethische Reflexion über subjektive und individuell definierte	Verbesserung der Schmerzsituation, sowie Austausch im Team	

Tab. 1: Tabellarische Zusammenfassung von Ausrichtungen der Fallbesprechungen – Fortsetzung

a	1980	2003	2004	2006	2007 in DE	2009		Gemeinsamkeiten
	ethischen Fragen	Team in ethisch problematischen Situationen	der Trauerverarbeitung	lichkeit des Patienten eingreifen	ner Menschen und ihrer Angehörigen	Lebensqualität des Betroffenen		1. Situationsanalyse Medizinische Aufarbeitung des Falles (»Fakten«) – aber unterschiedliche Umsetzung 2. Bewertung der Entscheidungsalternativen – aber kein einheitliches Vorgehen
Zeit	kurz-/mittelfristig, zeitnah/ oder zeitunabhängig als «Fallbeispiel«	kurz- oder mittelfristig, zeitnah	kurz- oder mittelfristig, zeitnah	kurz- oder mittelfristig, zeitnah	nach dem Versterben zeitnah	kurz-/mittelfristig, zeitnah/ zeitunabhängig als «Fallbeispiel«	zeitnah	
Perspektive	Während des Erlebens der Situation	prospektiv	retrospektiv	prospektiv	retrospektiv	sowohl prospektiv als auch retrospektiv	Während des Falls	

Beispielsweise geht es in diesen Fallbesprechungen um die Klärung

- von indizierten oder durchgeführten Maßnahmen, die nicht mit dem aktuellen Patientenwillen übereinstimmen,
- des Patientenwillens, wenn dieser nicht schriftlich bzw. mündlich klar geäußert wurde oder Zweifel am festgelegten Willen hinsichtlich der aktuellen Situation des Patienten bestehen,
- von Maßnahmen am Lebensende (Verzicht oder Abbruch lebenserhaltender Maßnahmen, Therapien)
- Klärung von ethischen und rechtlichen Ansprüchen
- und ähnliches mehr.

Auch stationäre Altenhilfe- und Pflegeeinrichtungen befassen sich vermehrt mit Ethikberatung. »Ein Ethikkonsilium sollte, gleich aus welcher Perspektive es initiiert wird, die Bedürfnisse aller Beteiligten achten und den Entscheidungsspielraum möglichst objektiv aufzeigen und begrenzen« (Reiter-Theil 2012, S. 74). Sie bedienen sich der in diesem Kapitel dargestellten Fallbesprechungsformen.

Exkurs: Entscheiden und Lernen - Arbeit mit Fallberichten und Verbatims

Fallbesprechungen dienen der Zielsetzung, eine Entscheidung auf Basis des Patienten- bzw. Bewohnerwillens in einer konkreten Situation interprofessionell herbeizuführen und umzusetzen. Sie dienen aber auch dem Ziel, Lernprozesse anzustoßen und haben daher weiterbildenden Charakter. Die Reflexive Fallbesprechung ist eine Form, die primär ein lernendes Ziel verfolgt. Dennoch haben alle Formen von Fallbesprechung eine weiterbildende Funktion:

Es geht um

- fachliche, methodische, soziale und personale Kompetenz: Förderung von
  - Sensibilität (»In Zukunft werde ich frühzeitiger erkennen, wenn …«)
  - Urteilsfähigkeit (»Nun fällt es mir leichter, derartige Situationen einzuschätzen und in einen Zusammenhang zu stellen mit …«)
  - Reflexionsfähigkeit (»Mir fällt viel früher auf, wenn ich …«)
  - Sprachfähigkeit (»Mir ist jetzt klarer, was Kollegen meinen, wenn sie von … sprechen und ich kann meine Sichtweise besser artikulieren …«)
  - Perspektivenerweiterung (»Jetzt beziehe ich andere Aspekte in mein Planen und Handeln mit ein …«)
  - Fachkenntnissen, Methoden, Zugängen und Sichtweisen anderer Professionen und Disziplinen (»Ich kann Entscheidungen und Handlungsweisen der Kollegen besser nachvollziehen und kenne den fachlichen Hintergrund …«)
- interprofessionelle Kompetenz: Förderung von
  - Kommunikation und Verständigung (»Fallbesprechung führt dazu, dass wir wichtige Informationen frühzeitiger als solche erkennen und proaktiv ins Gespräch bringen …«)
  - Transparenz (»Fallbesprechung gewährleistet Transparenz und sorgt für tiefere Einblicke in das Denken und Handeln der Kollegen …«)
  - Verständnis (»Der moderierte interprofessionelle Dialog in der Fallbesprechung hat dazu beigetragen, dass das gegenseitige Verständnis zwischen den Disziplinen gewachsen ist …«)
  - Entlastung des Teams (»Nicht nur in Übergaben und Pausen mit Kollegen über etwas zu sprechen, sondern strukturiert, lösungsorientiert und mithilfe von Moderation, erleichtert

den Berufsalltag und reduziert Stress in belastenden Situationen …«)
- Kooperation, Zusammenarbeit und Vernetzung mit anderen Professionen und Disziplinen (»Mit der Fallbesprechung ist klarer geworden, was wichtig ist, so dass die Zusammenarbeit geregelter ist und Informationen weniger zufällig fließen …«)

Diese Nebeneffekte sind nicht unwesentlich und wirken sich auf Mitarbeiter, Team und Patienten bzw. Bewohner gleichermaßen positiv aus. Weil Lernen an und über sich selbst im Sinne von Selbstreflexion und Kompetenzerweiterung seit jeher Gegenstand professionellen, auch hospizlich-palliativen Lernens und Nachdenkens ist, wird im Folgenden kurz auf die Thematik eingegangen. Dies geschieht beispielsweise in der Seelsorge-Ausbildung durch die Arbeit mit Fallberichten und Verbatims. Als »Verfahren retrospektiver und rekonstruierender Berichte von Seelsorgekontakten« (Roser 2017, S. 64) erfüllen sie mehrere Zwecke. Fallberichte dienen dazu, nicht nur theoriebasiert zu arbeiten, sondern Erfahrungen sowie die Sprache und die Erlebenswelt der Menschen von heute durch schriftliche Rekonstruktion von Gesprächen und Begegnungen einzubeziehen und das Verständnis und somit das interdisziplinäre Handlungsfeld zu erweitern. Gängiger im Bildungskontext von Seelsorge allerdings sind Verbatims als Gesprächsprotokolle. Sie zielen vor allem auf »Reflexion der eigenen Person, eine Evaluation des Selbst in der Seelsorgebeziehung mit dem Ziel einer Arbeit an der eigenen Person« (Roser 2017, S. 67).

Vor dem Hintergrund, dass Begleitung und Versorgung in Hospizarbeit und Palliative Care

- interprofessionell geschehen und Kommunikation wie auch Kooperation zwischen den Professionen erfordern,

- sich die verschiedenen Professionen einer verschiedenen, je eigenen (Fach)Sprache bedienen und Fallbesprechung darauf abzielt, interprofessionelle Verständigung zu fördern,
- sich aber auch aus zwei ineinandergreifenden Komponenten speisen (Fachlichkeit: Erfahrungs- und Fachwissen, professionelle Infrastruktur als Grundlage von Versorgung und Implementierung, vgl. Heller und Wegleitner 2007; Menschlichkeit: Mensch als entscheidendes »Instrument« der Begleitung, vgl. Lack 2007),

sind Bildungselemente mit Selbstreflexion, z. B. in Form von Verbatims, eine gute Grundlage. Fallberichte und Verbatims sind nicht Gegenstand von Fallbesprechungen. Fallberichte und Verbatims sind allerdings Material für intersubjektiven Austausch und damit Grundlage von Lernprozessen in Gruppen, deren Ertrag in weiteren Situationen von Begleitung zur Geltung kommt. Die Effekte ihrer Anwendung wirken damit sowohl in die Begegnung mit Betroffenen als auch in Fallbesprechungen hinein. Dies ist bei Bildungsmaßnahmen zu bedenken.

Zu Recht ist häufig zu lesen, dass die Zusammenarbeit mehrerer Professionen eingeübt, Hierarchien überwunden und Augenhöhe hergestellt sowie Wertschätzung und Akzeptanz vorausgesetzt werden müssen (vgl. Seeger 2014), aber auch, dass Supervision und Bildungsmaßnahmen ein geeigneter Ort dafür sind. Seltener wird ergänzt, dass sich die Professionen unterschiedlicher (Fach)Sprache bedienen, was ebenfalls eines Übungs- und Entwicklungsprozesses bedarf. »Im Idealfall wird ein multiprofessionelles Team zu einem interprofessionellen. [...] Bedeutsam erscheint, dass die verschiedenen Perspektiven der Betreuenden (Interdisziplinarität/Interprofessionalität) zum Wohle des Betroffenen und seiner Familie aufeinander bezogen und Widersprüche sowie Unterschiede gegeneinander abgewogen werden zu Gunsten einer gemeinsamen Haltung, eines gemeinsamen Zieles, ja zu Gunsten des Kranken selbst« (Käppeli 2007, S. 119). Aber wie kann das gefördert werden? Diese gemeinsame Perspektive aus der eigenen Profession heraus zu unterstützen ist ein Ziel von George Fitchett und Steve Nolan, die mit ihrer Sammlung von Fallstudien aus der Seelsorge (Fitchett und Nolan 2015; vgl. Roser 2017, Abschnitt 3.1.2 »Fallbericht und Verbatim als Lern- und Forschungsmethoden«, S. 73-76) auch anstreben, dass Seelsorge ihre Arbeitsweise wie auch ihr Selbstverständnis gegenüber anderen Professionen vermittelt. Für diesen Zweck wurden Fallberichte eingeholt nach der Systematik:

- Kontext (Patient und/oder Familie, eigene Person und Institution),
- Geschichte der Seelsorge-Patient-Beziehung (signifikante Momente, Interventionen und ggf. Verbatim-Auszüge wichtiger Gespräche),
- Reflexion (eigener Wahrnehmung des Patienten, der seelsorglichen Interventionen sowie des Outcomes).

Diese wurden multiperspektivisch bearbeitet, was dem multiprofessionellen Ansatz von Hospizarbeit und Palliative Care entspricht. Diese Einübung im Bildungskontext kommt nicht nur der Befähigung zu interprofessioneller Arbeit entgegen, sondern befördert die Qualität einer (palliativen) Fallbesprechung durch vertiefte Wahrnehmungs-, Präsentations- und Kommunikationskompetenz, letztlich kommen sie den beschriebenen nötigen fachlichen, methodischen, sozialen, personalen und interprofessionellen Kompetenzen von Fallbesprechung entgegen.

3 Hermeneutisches Fallverstehen als Grundlage von Fallbesprechungen

Gegenseitige Beratung braucht es dann, wenn Situationen unklar sind. Im Kontext palliativer und hospizlicher Begleitung, Betreuung und Behandlung sind das nicht nur Situationen, in denen es um ethische Entscheidungen wie den Verzicht oder die Fortführung lebenserhaltender Maßnahmen geht, sondern Situationen, in denen sich Fragen auftun, die sowohl den Umgang mit dem Patienten als auch den An- und Zugehörigen betreffen. Diese Situationen sind ganz unterschiedlicher Art, haben aber gemeinsam, dass sie uneindeutig sind und vor allem anderen erst einmal ›verstanden‹ werden müssen. Deshalb sind der Vorstellung des Konzepts der Palliativen Fallbesprechung im Folgenden noch Überlegungen zum hermeneutischen Fallverstehen vorangestellt.

3.1 Hermeneutisches Fallverstehen – Verschiedene Perspektiven

Beim hermeneutischen Fallverstehen geht es im Wesentlichen um das Aufdecken von Unzufriedenheit bei bereits eingetretenen Ereignissen, um Reue, Schuldgefühle und Schuldzuweisungen und um das Überprüfen und Entwickeln von neuen und besseren Lösungswegen. Existiert eine moralisch aufgeladene Problematik zu einem bestimmten Fall, so bietet sich ein retrospektives fallbezogenes Verfahren an, das Inhalte von bereits stattgefundenen sozialen Prozessen aufrollt (Steinkamp 2012, S. 184).

Um einen Überblick über die Besonderheit dieser Methode zu bekommen, kann es hilfreich sein, Verfahren verschiedener Ansatzweisen miteinander zu vergleichen. In der folgenden Tabelle wird das hermeneutische Fallverstehen kurz der Nimwegener Methode gegenübergestellt (▸ Tab. 2). Beide Verfahren unterscheiden sich vor allem in Situation, Perspektive und von den Zielen her.

Tab. 2: Vergleich: Nimwegener Modell und Hermeneutisches Fallverstehen (Steinkamp 2012, S. 184)

	Nimwegener Modell	Hermeneutisches Fallverstehen
Situation	Moralisches Problem in der Entscheidungsfindung	Moralisches Unbehagen, Reue, unerledigte Fragen
Perspektive	Primär prospektiv	Primär retrospektiv
Ziel	Begründung, Argumente, Handlung	Interpretation, Verstehen, Haltung

3.2 Objektive Hermeneutik

Das hermeneutische Fallverstehen wendet die Methodik der Objektiven Hermeneutik an, die seit den 1980er Jahren von Ulrich Oevermann fortwährend weiterentwickelt wird (Peter 2006, S. 1).

Raven (2016, S. 105) beschreibt in seiner Abhandlung »Objektive Hermeneutik« als ein rekonstruktionslogisches Paradigma und als dritten Weg zur Erkenntnis. Er vergleicht Objektive Hermeneutik mit anderen Verfahren der Erkenntnisgewinnung.

- Das *klassisch-hermeneutische* Paradigma, auch phänomenologisches Paradigma, interpretiert subjektiv beobachtete und erzählte Protokolle, die sich gegebenenfalls an einer Zeitachse orientieren.
- Die Denkweise der *quantitativ-empirischen* Methoden verfolgt mit ihren Datensammlungen von Kohortenstudien eher Auswertungen mengenmäßiger Art.

- Die *Objektive Hermeneutik* als rekonstruktionslogisches Verfahren steht als drittes existierendes Paradigma chronologisch gleichrangig neben den vorher genannten Verfahren, ist aber nicht so bekannt.

Die »Objektive Hermeneutik« (OH) gilt als »methodisch kontrollierte Form des Verstehens« des Sinns einer Handlung, die unter objektiver Perspektive betrachtet wird. Die Besonderheit dieses Verfahrens besteht darin, »dass soziale Handlungen [...] auf bedeutungsgenerierenden Regeln beruhen« (Raven 2016, S. 103). Diese Regeln stehen der »Entschlüsselung der objektiven Bedeutungs- und Sinnstrukturen menschlicher Handlungspraxis zur Verfügung« (Raven 2016, S. 103). Sie versteht sich *nicht* als Rekonstruktion sozialer Wirklichkeit i.S. des »klassisch-hermeneutischen Nachvollziehens«, bzw. »des subjektiv gemeinten Sinns einer sozialen Handlung«. Hier bestehe ansonsten das Risiko des Falschverstehens (Raven 2016, S. 103).

Die Methodologie der Objektiven Hermeneutik ist als ein Verfahren zur Analyse der »strukturellen Bedingungen für die autonome Gestaltung einer *Lebenspraxis*« entwickelt worden, welches bereits in den Anfängen der praktischen Sozialarbeit bei Interaktionen mit Familien Anwendung fand und hier zu Entschlüsselung und Aufdeckung »verborgener sinngebender Kräfte« diente, die strukturbildend und latent das familiale Geschehen lenken (Raven 2016, S. 106). Diese sog. sinngebenden Kräfte werden von Oevermann selbst als Fallstrukturgesetzlichkeiten bezeichnet.

Ablauf wirklicher Bezüge und deren tatsächliches Protokoll sind in diesem Zusammenhang nicht in eine bloße zeitliche Reihenfolge gestellt. Protokoll und protokollierte Wirklichkeit werden nach Oevermann verknüpft zu den jeweiligen sog. Sequenzen, deren Sequentialität sich aus Folgen ergeben, die durch

»bedeutungserzeugende Regeln« (Oevermann 2013, S. 75) gestaltet werden. Das erklärt, dass jede Anschlussstelle einer Sequenz Möglichkeiten beinhaltet, die sich aus Vollzügen der Vergangenheit ergeben und einer Entscheidung bedürfen, die sich mit entsprechenden Folgen auf die Zukunft auswirken werden. Raven (2016) stellt dies in seiner Abhandlung mit folgender Graphik (▸ Abb. 6) dar, die er als »Einheit der Handlung« bezeichnet. Neben der Graphik sind Begrifflichkeiten anhand eines Zahlenmodells erklärt.

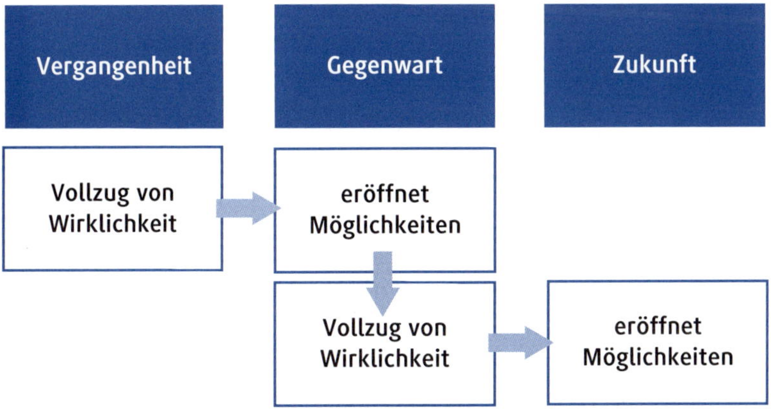

Abb. 6: Einheit der Handlung (zugleich Modell der Logik der Sequenzenanalyse) (Mit freundlicher Genehmigung von Vandenhoeck & Ruprecht: Raven 2016, S. 114)

Der Wechsel von einer zur anderen Sequenzstelle erfordert die Auswahl einer möglichen Handlung, die sich infolge einer *Routine, Krise* oder *Entscheidungskrise* aus der vorherigen Lebenspraxis ergeben hat. Der Zwang zur Entscheidung erfordert jedes Mal die *Autonomie* des handelnden Subjektes (Oevermann

2008, zitiert nach Raven 2016, S. 107). Ferner ist an den Schnittstellen der Sequenzen eine Transformation möglich, also eine Veränderung des vorher angewendeten Musters. Und anstelle von *Krise*n können Subjekte auch mit *Routine*n, dem Gegenteil von *Krise*, den Wechsel von einer Sequenz zur anderen durchführen. Die *Routine* stellt den »erstrebenswerten Normalfall für die Praxis selbst« dar. Analog dazu bietet Oevermann das Beispiel an, dass Bildung das Ergebnis eines Prozesses von *Krisenbewältigung* und Lernen als Gegensatz dazu lediglich *Routine* ist (Oevermann 2013, S. 76 f). So entstehen regelgeleitete Muster von Lebenspraxis, die unter der Voraussetzung von »aktiven, humanen Potentiale[n]« (Raven 2016, S. 115) geleistet werden können.

Die Möglichkeiten zur Bewältigung von *Krisen* des Subjektes werden mit speziell bestimmten Parametern beschrieben, den sog. Auswahlparametern, die in Abhängigkeit zu sog. Erzeugungsparametern stehen (Raven 2016, S. 115-116; ▸ Tab. 3). Je nach momentaner Verfassung und vorhandenen Kompetenzen ist das Subjekt in der Lage, durch Entscheidung mit Hilfe der Erzeugungsparameter, seine Probleme zu bearbeiten.

Gemäß seinem momentanen Befinden kann das Subjekt seine individuelle Haltung an den Auswahlparametern ausrichten. Die Fähigkeit zu einer bestimmten Haltung des Subjektes ist ebenso abhängig von sprachlichen, kognitiven und moralischen Kompetenzen.

Eine Fallstruktur ergibt sich aus Verknüpfungen (oder Verkettungen) von Vollzügen innerhalb einer *Lebenspraxis* (Oevermann 2013, S. 90 f).

Tab. 3: Krisenlösung durch Zusammenspiel von Erzeugungs- und Auswahlparametern (Mit freundlicher Genehmigung von Vandenhoeck & Ruprecht: Raven 2016, Abb. 3, S. 116)

Erzeugungsparameter	Universelle Strukturen der sprachlichen, kognitiven und moralischen Kompetenzen (eingebettet in die zweckfreie Reziprozität, die nach dem Modell eines rekursiven Algorithmus operiert Historisch geltende Normen, Regeln und Wertemuster
Auswahlparameter	(soziologisch) → subjektiv angeeignete Werte und Normen, Werteorientierungen, Erwartungen, Einstellungen, Meinungen, Ideologien, Deutungsmuster und Habitusformation (psychologisch) → Motive, Motivationsstrukturen, Bedürfnisse, Zielsetzungen, emotionale Gestimmtheit, etc.

Hermeneutisches Fallverstehen ist das Aufdecken von langfristigen Haltungen (Peter 2006, S. 1 f):

- *Verhaltensstörungen, inkohärenten Lebenshaltungen* in Psychotherapien, Therapien von Psychiatern, Fachärzten für Psychosomatik
- *Verhalten, Überbehütung, Vernachlässigung* in der Sozialen Arbeit: Familie im erzieherischen Prozess
- *Ursachen von Erfolg, Misserfolg, Verhalten* bei Schülern im Bildungsprozess (Schul- und Sonderpädagogik)
- *didaktischen Studien* in der Lehrerausbildung
- *Motiven von Straftaten* bei Analyse von Verhaltensmustern in der Kriminalistik
- *Behinderung(en)* in der Heilerziehungspflege: Menschen mit Beeinträchtigungen, Bewältigungsproblemen
- Compliance, Adherence, Non-Compliance, Chronizität im Krankheitsprozess in der Krankenpflege

3.3 Objektive Hermeneutik im Gesundheitswesen

Eine Gefährdung der *Autonomie* infolge einer Störung der »somato-psycho-sozialen Integrität« erfordert eine »rekonstruktive Diagnostik« und bedarf »einer vom Subjekt selbst initiierten und stellvertretenden Erzeugung materialer Rationalität« (Raven 2016, S. 107 f). Die nachfolgenden erforderlichen Handlungen sind, so Raven, notwendig zur Wiederherstellung von Integrität und *Autonomie*. Eingeschränkte *Autonomien* von Subjekten erfordern Aktionen der professionellen Begleiter, die diese Einschränkungen wieder aufheben oder kompensieren. Dieses Fallgeschehen kann die Lebenspraxis einer pflegebedürftigen Person sein, oder die Beziehung eines Berufsangehörigen oder eines Teams in Interaktion zum Patienten oder zum Bewohner (Raven 2016, S. 108). Ausgangspunkt des Verstehens unklarer Situationen im Gesundheitswesen ist damit in der Regel eine Beeinträchtigung von Autonomie, entweder des betreuten Subjekts oder in der Betreuungsbeziehung.

Aus diesen Situationen heraus entwickelt sich regelerzeugtes soziales Handeln und erfordert zwei miteinander interagierende Personen und eine dritte Komponente, welche nicht auf Aktion und Reaktion allein zurückzuführen ist, sondern Ausdruck eines Willens ist (Oevermann 2000, S. 64, zitiert nach Raven 2016, S. 113 f). Je nach Autonomieanspruch von Person B wird diese mit Annahme oder Ablehnung von Hilfsangeboten der Person A reagieren, und daraus wird sich an dieser Sequenzstelle eine therapeutische oder pflegerische Beziehung ergeben, indem Person B völlig oder teilweise eine Unterstützung gewähren lässt, anderenfalls passiert das Gegenteil (Raven 2016).

Ist hier eine Aktion der Person A gefordert, so gehen beide Personen ein sog. Arbeitsbündnis ein. Dieses basiert in der Arbeitspraxis auf professioneller Expertise.

3.4 Wissenschaftliches und interventionspraktisches Verstehen

Für die Pflegewissenschaft und -forschung ist die Interpretation der Lebenspraxis der Pflegebedürftigen von großem Interesse. Hierbei geht es um ein (hermeneutisches) Verständnis einer pflegerischen Beziehung sowie um die Interpretation des Interagierens der Pflegenden in ambulanten oder stationären Einrichtungen. Dies gilt in übertragener Weise für alle patienten- und bewohnernahen Berufsgruppen und ihre Betreuungsbeziehung. Fragestellungen werden, wie in anderen Wissenschaften auch, in einer Forschungsfrage präzisiert. Forschende in der Pflege bezeichnet Oevermann als »Interpretationsgemeinschaften«. Mit Hilfe der Objektiven Hermeneutik können hier Fragen interpretiert werden, die folgende Anliegen der pflegewissenschaftlichen Forschung bearbeiten:

- das Generieren von neuem und fallbezogenem Wissen
- und das kritische Überprüfen von Wissensbeständen der Praxis.

Die Vorgehensweisen erfordern allerdings eine Distanz zur Praxis, deren Erkenntnisse dem fokussierten Forschungsgegenstand über eine handlungsentlastete Sichtweise näherkommen.

Weniger geeignet ist die Objektive Hermeneutik für die Realität des »unmittelbaren, situativen Pflegehandelns« (Raven 2016, S. 108), da dieses Verfahren mit seiner rekonstruktionslogischen Ausrichtung ausschließlich auf die Vergangenheit gerichtet ist.

Somit hat Raven (2016) die Kategorien des Verstehens der an das Hier und Jetzt gebundenen Pflegepraxis, die mit einer gewissen Flüchtigkeit und einem ständigen Handlungsdruck einhergehen, angeglichen. Hierfür gliedert er das Fallverstehen in drei Modi (▸ Tab. 4):

Tab. 4: Modi des Fallverstehens (Mit freundlicher Genehmigung von Vandenhoeck & Ruprecht: Raven 2016, S. 110)

	Modus I: Naturwüchsiges Fallverstehen	**Modus II: Professionelles Fallverstehen**	**Modus III: Wissenschaftliches Fallverstehen**
	implizites/intuitives Verstehen (implizite/intuitive Regelanwendung)		**explizites Verstehen (explizite Regelanwendung)**
Form des Verstehens	Alltagspraktisch abgekürzt naturwüchsig	Berufspraktisch abgekürzt kunstlehrhaft	Wissenschaftspraktisch, unverkürzt methodisch kontrolliert → Objektive Hermeneutik
Basis	Interpretations- bzw. Deutungskapazität des Subjekts (qua familiale sozialisationstheoretische Praxis)	Erworbene Kompetenz zur Errichtung eines Arbeitsbündnisses (Übertragung/Gegenübertragung, gestaltrichtiges Verstehen – qua professionelle Sozialisation)	Erworbene wissenschaftliche Kompetenz zur fallibilistischen Überprüfung von Sachverhalten (qua universitäre Sozialisation)
Möglichkeiten	→ ermöglicht die Erzeugung materialer Rationalität zur Bewältigung alltagspraktischer Krisen	→ ermöglicht die stellvertretende Erzeugung materialer Rationalität i.S. vorausspringender/einspringender Fürsorge	→ ermöglicht die handlungsentlastende Erzeugung formaler Rationalität

Tab. 4: Modi des Fallverstehens (Mit freundlicher Genehmigung von Vandenhoeck & Ruprecht: Raven 2016, S. 110) – Fortsetzung

	Modus I: Naturwüchsiges Fallverstehen	Modus II: Professionelles Fallverstehen	Modus III: Wissenschaftliches Fallverstehen
	implizites/intuitives Verstehen (implizite/intuitive Regelanwendung)		explizites Verstehen (explizite Regelanwendung)
Praxis	Alltagspraxis ~Somato-psycho-soziale Integrität (Praxis einzelner Subjekte) ~Gerechtigkeit im Zusammenleben (intersubjektive Praxis)	Therapeutisch-interventive Praxis ~Unterstützung bei Integritätskrisen ~Unterstützung bei Regularitätskrisen	Wissenschaftliche Praxis ~Klärung von Geltungskrisen

Raven (2016) stellt das professionelle Fallverstehen zwischen das naturwüchsige und das wissenschaftliche mit der Begründung, dass die Personen, die diese Rolle ausführen, in beiden Welten zu Hause sein müssen. Das professionelle Fallverstehen sei, so Raven (2016, S. 111), »keine wissenschaftspraktisch unverkürzte, methodisch distanzierte Erzeugung von Fallwissen«, sondern eine »berufspraktisch abgekürzte Form des Verstehens des Falles im Hier und Jetzt bei gleichzeitiger Inanspruchnahme formaler Wissensbestände«. Überdies beansprucht das Fallverstehen der Pflegewissenschaft die gleichen Grundprinzipien der »Sequentialität [von] Lebenspraxis« (Raven 2016, S. 111). Mit der Aufteilung in die drei Modi des Fallverstehens weist Raven (2016,

S. 112) auf die weitreichende Basis des Verstehens von Fallgeschehen in der Pflegepraxis hin.

Gegenwärtigkeit in klinischer Praxis, das Treffen schneller Entscheidungen in Krisen-Situationen und ebenso Handlungsdruck erfordern von Pflegepersonen, dass sie in kurzer Zeit immer wieder allgemeines und spezifisches Fachwissen in konkrete Handlungen umzusetzen in der Lage sind. Autonome oder stellvertretende Erzeugung materialer Rationalität im lebenspraktischen Krisenfall wird (wie schon im Kapitel »Objektive Hermeneutik im Gesundheitswesen« angestoßen; ▸ Kap. 3.3) unter Anwendung professioneller Expertise möglich. Die Interaktion wird in den folgenden Modellen (▸ Abb. 7 und ▸ Abb. 8) veranschaulicht.

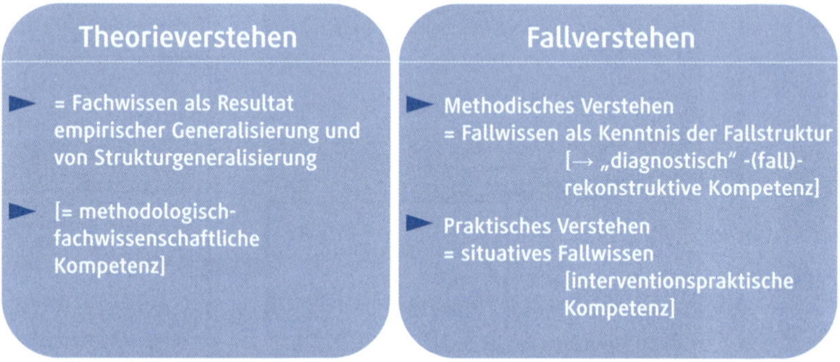

Abb. 7: Differenzierung zwischen Theorieverstehen und Fallverstehen (Mit freundlicher Genehmigung von Vandenhoeck & Ruprecht: Raven 2016, S. 123)

Die Grundlage von Lernprozessen durch Fallbesprechungen bildet das Verständnis, dass Professionswissen – insbesondere in Settings interprofessioneller Kooperation – prozesshaft erworben wird, indem (intraprofessionelles) Theorieverstehen und (interprofessionelles) Fallverstehen aufeinander bezogen werden und durch die Beratungserfahrung interventionsgenerierend wirken. Lösungs-Einfälle stellen sich während des Beratungsprozesses und dank der gegenseitigen Vermittlung von Theorieverstehen erst ein und wirken sich produktiv auf die Betreuungssituation aus.

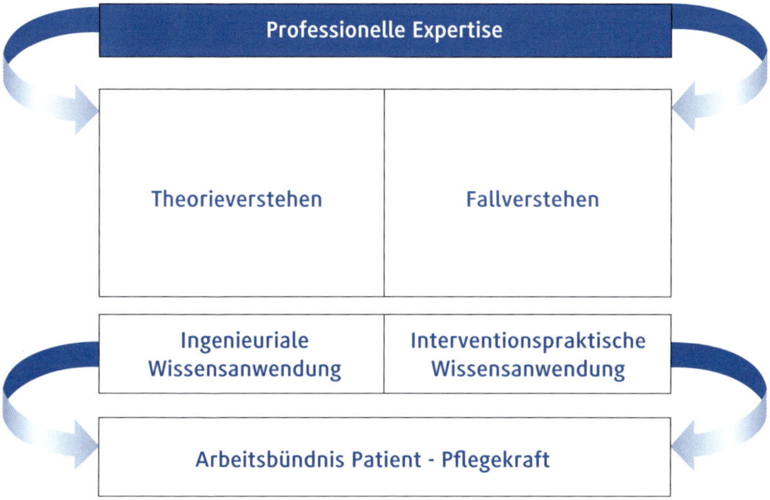

Abb. 8: Wissensbasis professionalisierter Pflegekräfte (Mit freundlicher Genehmigung von Vandenhoeck & Ruprecht: Raven 2016, S. 123)

3.5 Protokolle und hermeneutisches Fallverstehen

Ein sinnvoller Einsatz der Objektiven Hermeneutik in klinischer Pflegepraxis, Pflegewissenschaft und Pflegebildung ist gegeben als (Raven 2016, S. 120)

- Verfahren für eine theoretische Generalisierung auf der Basis von Einzelfallstudien (→ Gewinnung von Evidenz)
- Verfahren zur Entscheidungsfindung und der Geltungsbegründung (→ Klärung strittiger Fälle)
- Verfahren zur methodischen Qualitätssicherung professionalisierter Praxis (→ exemplarische, regelmäßige Supervision)
- Verfahren zur Erzeugung von Sensitivität für Klienten und eigentliche Interventionspraxis (während der Pflege-Aus- und Weiterbildung)

In hermeneutischen Fallbesprechungen geht es vorrangig nicht darum, einen »Fall« oder ein Problem zu lösen bzw. eine Entscheidung zu finden, sondern um das Verstehen eines Falles, welches weiter handlungsleitend ist oder sein kann (Steinkamp und Gordijn 2009, S. 280 f). Die hier vorgestellte beispielhafte Methodik für ein hermeneutisches Gespräch dient als grundsätzlicher Orientierungsrahmen (▸ Abb. 9).

In hermeneutischen Gesprächen wird der erste Blick der Gesprächsteilnehmer auf den Fall durch die Vorstellung der Situation durch den Fallbringer gelegt und als Anliegen formuliert. In der ersten Phase (▸ Abb. 9) werden die Intuitionen, Assoziationen und Gefühle der Teilnehmer zur dargestellten Situation gesammelt. Hier können z. B. im Rahmen eines Brainstormings intuitiv Fakten der Gesprächsteilnehmer zusammengetragen werden, die im weiteren Gesprächsverlauf selektiert und strukturiert werden können.

Im Uhrzeigersinn geht es nun weiter zum zweiten Schritt der Gesprächsrunde:

Alle Gesprächsteilnehmer analysieren den Fall aus ihrer jeweiligen Perspektive. Vorausgesetzt wird eine moralische Intuition der Gesprächsteilnehmer, die im »Erzählten eingebettet ist«. Gesprächsteilnehmer können alle in der Pflege, Therapie und

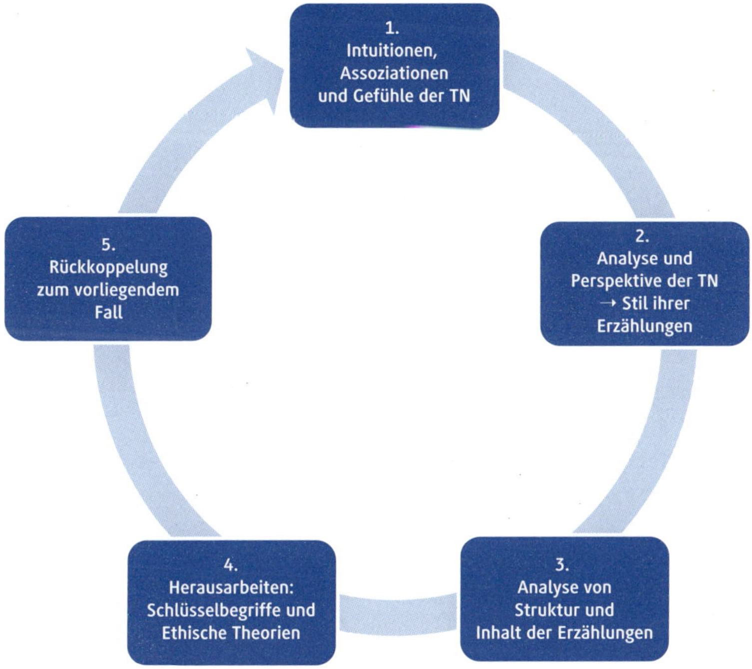

Abb. 9: Beispielhafte Methodik eines hermeneutischen Gesprächs (Steinkamp 2012, S. 185)

Betreuung eingebundenen Teammitglieder sowie die An- und Zugehörigen sein, die jeweils ihre Sichtweise schildern.

Die Anliegen an die Gesprächsrunde in den Schritten 3 und 4 zeigen Anweisungen des Selektierens und Strukturierens von Information auf. Wenn das Gesprächsteam beim letzten Schritt 5 mit dem Anliegen »Rückkopplung« angekommen ist, geschieht ein Abgleich über die bereits vorher Preis gegebenen Intuitionen in Form einer Evaluation.

Die im Folgenden visualisierte konkretisierte Gesprächs-Methode von Durand (▸ Abb. 10) stellt eine weitere Strukturierung für die Vorgehensweise in einem hermeneutischen Gespräch dar.

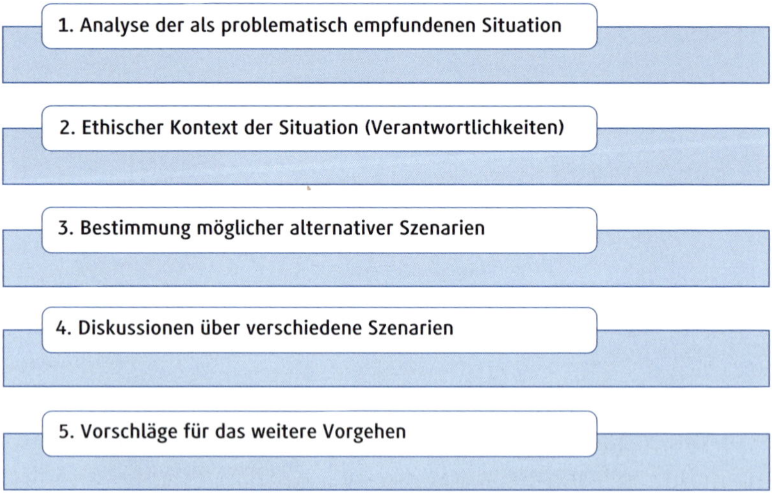

Abb. 10: Methode des hermeneutischen Gesprächs nach Durant (Steinkamp 2012, S. 185)

1. »Analyse der problematischen Situation« (Steinkamp und Gordijn 2009, S. 281): Vorstellung des vorliegenden Falles in Erzählform, Suche nach dem »eigentlichen« Problem durch die verschiedenen Perspektiven und Interpretationen der Teilnehmer (TN).
2. »Ethischer Kontext, auf den die Situation verweist; Verantwortlichkeiten« (Steinkamp und Gordijn 2009, S. 281): Gibt es ein moralisches Unbehagen bei den Gesprächsteilnehmern, welche Empfindungen gibt es zu dem Fall, wie sind die Verantwortlichkeiten verteilt, z. B. Aufsichtspflicht vs. Autonomie der Pflegeempfänger?

3. »Bestimmung verschiedener möglicher Szenarien« (Steinkamp und Gordijn 2009, S. 281): Entwicklung von Theorien (Hypothesen) über das Problem.
4. »Debatte, Argumentation über die verschiedenen Szenarien« (Steinkamp und Gordijn 2009, S. 282): Welche Theorie ist für alle am stimmigsten und warum? Untermauerung durch theoretischen Input – dies fördert den Lerneffekt.
5. »Vorschlag für das weitere Vorgehen« (Steinkamp und Gordijn 2009, S. 282).

Die Gesprächsrunde von Durand kann, genau wie die Nimwegener Methode (▸ Kap. 2.1.1), mit 5 Aktionen durchgeführt werden. Während das Nimwegener Modell lediglich die sog. »narratives« der Gesprächsteilnehmer in die Hermeneutik aufnimmt, besitzt das Modell von Durand (1999, zitiert nach Steinkamp 2012, S. 185) Elemente, die eine normative Argumentation zulassen. Die »Normative Argumentation« als gängiges Konzept einer Gesundheitsethik konkretisiert eine Orientierung für moralische Schlussfolgerungen. Sie ermöglicht somit die Entwicklung differenzierter ethischer Urteile (Steinkamp 2012, S. 182 f). Allerdings unterstellt sie einen Wertekonsens, von dem in einer postmodernen, vielfach ausdifferenzierten Gesellschaft nicht mehr ohne weiteres auszugehen ist (Steinkamp 2012). Als prospektives Element werden unter Aktion 3 und 4 der Gesprächsrunde Durands hermeneutische Interpretationen moralischer Haltungen verknüpft mit ethischer Analyse möglicher Handlungsalternativen (Steinkamp 2012, S. 184 f). Hermeneutisches Fallverstehen kann keine eindeutigen Falsifikationen und Verifikationen liefern. Da Verfahren und Methoden in der Forschung, sowie gesellschaftliche Normen und Werte von Gesellschaften, sich ständig verändern und erneuern, sind die hier vorgestellten Beispiele keine endgültigen Fassungen von Abläufen möglicher Gespräche hermeneutischen Fallverstehens.

3.6 Vor- und Nachteile des Hermeneutischen Fallverstehens

Abschließend stellt sich die Frage, welche Vor- und Nachteile das hermeneutische Fallverstehen hat. Diese werden zum besseren Vergleich in der folgenden Tabelle (▸ Tab. 5) gegenübergestellt:

Tab. 5: Vor- und Nachteile des hermeneutischen Fallverstehens (Steinkamp 2012, S. 186)

Vorteile	Nachteile
Zutage-Bringen von Tiefenschichten von Erzählungen	Methode nur problemorientiert
Ermöglichen eines angemessenen Verständnisses der Situation	Verfahren nicht ergebnisorientiert
Im Vordergrund steht das, was zum Verstehen der gegenwärtigen Situation beigetragen hat.	Vollständige Beschränkung auf Verstehen und Interpretation erzeugt Unvollständigkeit

Fazit: Hermeneutisches Fallverstehen kann mit Hilfe des Paradigmas der objektiven Hermeneutik interpretiert werden. Die Gesprächsrunde(n) mit allen Personen, die an einem Fallgeschehen beteiligt sind, stellen neben vorhandenen Dokumenten, Akten und Protokollen das Herzstück des hermeneutischen Fallverstehens her. Nicht nur das alleinige Rekonstruieren von Fallstrukturen zwecks Aufklärung von strittigen Fällen, sondern auch als auf Erfahrungen begründete Methode zur Erzeugung von Evidenz in Pflege und Begleitung oder als didaktisches Instrument zur Erzeugung von Sensitivität in der Aus-, Fort- und Weiterbildung kann das hermeneutische Fallverstehen gute Dienste leisten.

4 Palliative Fallbesprechung

4.1 Spezifikum und Novum

Im vorangegangenen Kapitel wurden zwei Aspekte deutlich:

1. Fallbesprechung ist ein erprobtes Mittel der Lösungsfindung für und ggf. mit Patienten bzw. Bewohnern, das es in verschiedenen Varianten, Zielsetzungen, Herangehensweisen gibt.
2. Fallbesprechung ist in Hospizarbeit und Palliative Care etabliert.

Was aber unterscheidet das Modell der Palliativen Fallbesprechung dieses Buches von den bereits bestehenden Fallbesprechungskonzepten?

4.1.1 Total-Pain-Konzept als Strukturierungsgrundlage der Faktensammlung

Das Total-Pain Konzept wurde in den 1960er Jahren durch Cicely Saunders entwickelt. Saunders setzte sich in der Palliativversorgung und Hospizbewegung für ein holistisches Menschenbild ein. Palliative und hospizliche Begleitung und Betreuung bemühen sich um eine Linderung belastender Symptome mit dem Ziel einer Verbesserung des Wohlbefindens. Besonders belastend wirkt sich Schmerz aus, weshalb palliative Versorgung sich vor allem mit Schmerzlinderung befasst. Der Begriff »Palliative Versorgung« impliziert häufig die Assoziation mit chronischem Schmerz und Leid des Betroffenen. Saunders Anliegen war es, diesen Schmerz jedoch nicht nur auf das körperliche Befinden zu reduzieren, sondern diesen ganzheitlich zu betrachten. Denn Schmerz geht mit noch vielen weiteren Dimensionen einher, die nicht nur den körperlichen Schmerz betreffen. Saunders erweiterte die körperliche Dimension um die seelische, die soziale und die spirituelle Dimension: ein Mensch mit einer unheilbaren Erkrankung empfindet nicht nur den körperlichen Schmerz. Müller (2007, S. 387) betont in Anlehnung an das Total-Pain-Konzept, dass der Betroffene sich damit auseinandersetzen muss, dass seine ehemaligen Fähigkeiten progredient schwinden, sein autonomer Wille teilweise in den Hintergrund gerückt wird und sich seine Rollen im privaten und beruflichen Leben stark verändern könnten. Beispielhaft wird auf die vier Dimensionen eingegangen:

Körperliche Dimension

Der körperliche Schmerz ist der »eigentliche« Schmerz, den ein Betroffener spüren kann. Das kann der Schmerz sein, der durch Wunden verursacht wird, der Schmerz durch tumorbedingte Prozesse, Schlafstörungen und einiges mehr. Um die Intensität des

Schmerzes zu messen, gibt es mehrere Assessmentinstrumente, wie zum Beispiel die Visuelle Analogskala. Der Betroffene erhält die Möglichkeit, sein Schmerzempfinden auf einer Skala zwischen 1 und 10 einzuordnen (Student und Napiwotzky 2011, S. 155). Jedoch ist die verspürte Intensität des Schmerzes so individuell wie die Menschen, die davon betroffen sind. Je nach Qualität des Schmerzes, gibt es Möglichkeiten ihn zu behandeln. So können Schmerzmedikamente oder weitere (nicht-medikamentöse) Therapien zum Einsatz kommen, die in diesem Fall eine Linderung bieten. Häufig wird der physiologische Schmerz in den Vordergrund gerückt. Wenn dieser selbst gut durch eine medikamentöse Therapie kuriert werden kann, verbleiben jedoch noch weitere Facetten des Schmerzempfindens (Müller 2007, S. 387).

Seelische Dimension

Der seelische Schmerz betrifft den Menschen in seiner Psyche und Seele. Anders als der körperliche Schmerz kann dieser nicht lokalisiert werden. Jedoch kann der körperliche Schmerz auch diese Dimension verstärken. Seelischer Schmerz ist für Betroffene und Begleitende häufig schwer in Worte zu fassen. Aus der Sicht eines Menschen ohne palliativen Hintergrund kann man sich beispielhaft vorstellen, welchen Schmerz man selbst bei einem vergangenen Todesfall erlebt hat. Man verspürt eine Leere in sich, die man kaum in Worten auszudrücken vermag. Der Mensch, der palliativ versorgt wird, verspürt eine energieraubende Hoffnungslosigkeit, die sein Leben bestimmt. Dies hat starke Auswirkungen auf seinen Antrieb. Seine Gedanken kreisen und Sorgen bestimmen den Tagesablauf. Der Betroffene beklagt zum Beispiel, wie schwer es ist, dass er seine Familie zurücklassen muss und selbst nicht mehr helfen kann. Doch auch die Angst vor dem Tod oder eine starke Verärgerung über den Therapieverlauf können seelische Schmerzen auslösen (Büche 2007, S. 158-159).

Soziale Dimension

Die soziale Dimension des Schmerzes umfasst alle Bereiche, welche die Rolle eines Menschen betreffen. Die Menschen verspüren die Unfähigkeit, ihrer sozialen Rolle (in Familien, beruflichen und nachbarschaftlichen Zusammenhängen) gerecht zu werden. Ein Mensch erfüllt in seinem Leben verschiedene Rollen. So ist er zum Beispiel nicht nur Vater und Hauptverdiener, der sich um den Lebensunterhalt seiner Kinder kümmert, sondern auch zum Beispiel Chef in seinem Unternehmen. Er wird damit konfrontiert, diesen Rollen nicht mehr gerecht zu werden (Bitschnau 2007, S. 97). So könnte es sein, dass der betagte Vater, der sich immer um seine Kinder gekümmert hat, nun selbst auf die Versorgung durch seine Kinder angewiesen ist. Diese Dimension des Schmerzes ist stark mit inneren Konflikten verbunden, die das Leben des Menschen erschweren. Student und Napiwotzky beschreiben, dass diese Form des Schmerzes häufig schon »vor der eigentlichen Sterbephase« beginnt (Student und Napiwotzky 2011, S. 152). In dem Moment, in welchem eine Person die Diagnose erhält, beginnt bereits eine Isolation zu den engen Angehörigen. Aus der Unsicherheit heraus, dass alle beteiligten Personen nicht wissen, wie man dieser Situation begegnen soll, werden Gespräche vermieden. Diese Trennung von den engeren Bezugspersonen kann zusätzlich dadurch verstärkt werden, dass zum Beispiel ein Krankenhausaufenthalt folgt und der Betroffene so gezwungen wird, sich fern von seinen Angehörigen aufzuhalten (Student und Napiwotzky 2011, S. 152).

Spirituelle Dimension

Der Begriff »spirituell« enthält in erster Linie die spirituellen bzw. religiösen Ansichten und Ressourcen eines Menschen. Spiritualität kann jedoch darüber hinaus auch Sinn- und Wertefragen betreffen. Jeder Mensch trägt einen gewissen Anteil an Spiritualität in sich. Ob es nun derjenige ist, der sich fragt »Ich habe jeden Abend zu Gott gebetet. Warum bestraft er mich nun mit einer unheilbaren Krankheit?« oder aber auch der Jugendliche mit den Gedankengängen: »Ich bekam nie die Gelegenheit mich zu verlieben. Warum ich und warum so früh?«. Spiritueller Schmerz umfasst die Bereiche des Glaubens und die Erwartungen an das Leben. Die Betroffenen hinterfragen den Sinn ihrer Erkrankung und suchen einen Weg, den Sinn oder den Grund dahinter zu erfassen. Dazu zählen auch Fragen »nach dem Danach« (Student und Napiwotzky 2011, S. 152), also auch die Frage, was nach dem Tod auf einen wartet und wie oder ob es weitergeht.

Total Care

Das Total-Care-Konzept greift die Dimensionen von Saunders auf. Gerhard (2015, S. 16) beschreibt dieses Konzept als die »Antwort« auf Saunders Total-Pain-Theorie. In diesem Konzept werden die Dimensionen des Schmerzes hierarchisch an die Bedürfnispyramide nach Maslow angeglichen.

Das Total-Care-Konzept greift also auf, dass die Dimensionen des Schmerzempfindens aufeinander aufbauen. Zuallererst sollte das körperliche Leiden behandelt werden. Erst wenn der Betroffene kaum körperliche Schmerzen mehr empfindet, kann er sich auf die Therapie der anderen Schmerzdimensionen einlassen. Der körperliche Schmerz verhält sich demzufolge so dominant gegenüber den anderen Leiden, dass es kaum möglich ist, diese adäquat zu behandeln, solange er noch vorhanden ist. So verhält es sich ebenfalls mit den weiteren Dimensionen. Das spirituelle Leiden steht dabei an der Spitze. Die ethischen und moralischen Fragestellungen, die sich der Betroffene stellt, können erst dann behandelt werden, wenn sein psychisches und soziales Leiden als weniger belastend empfunden wird.

Das Schmerzempfinden jedes Menschen und der Umgang damit sind sehr subjektiv. So kann es natürlich sein, dass ein Mensch nach dem Motto »Ein Indianer kennt keinen Schmerz« lebt und sich nur unfreiwillig zu seinen Schmerzen äußert. Daher ist es besonders wichtig, auf die versteckten Zeichen zu achten, die auf einen Schmerz hindeuten können. Student und Napiwotzky beschreiben das folgendermaßen: »Kranke Menschen müssen das Recht bekommen, ihren eigenen Schmerz auf ihre eigene Art zu erleben und auszudrücken« (2011, S. 156). Pflegende und betreuende Personen sollten in der Lage sein, alle Dimensionen des Schmerzes zu erfassen. Sie sollten den Fragen nachgehen, ob ein Mensch zum Beispiel Anzeichen von körperlichen Schmerzen in der Körperpflege gibt, wie der Kontakt zu seinen Angehörigen verläuft und welche Fragen sich der Betroffene selbst stellt. Da innerhalb von Pflege- und Betreuungseinrichtungen, aber auch in der ambulanten Versorgung und Begleitung von schwerkranken und sterbenden Menschen unterschiedliche Personen und Professionen beteiligt sind, ist es wichtig, dass sie sowohl in der Lage sind, alle Dimensionen von Schmerz zu erfassen als auch die Wahrnehmung der anderen Begleitenden und Betreuenden ernst zu nehmen und mit der eigenen Wahrnehmung zu vergleichen. Es bedarf der Kommunikation zwischen den Beteiligten.

4.1.2 Umsetzung

Ein entscheidender Schritt innerhalb der Faktensammlung (Schritt 3 der Moderationsanleitung) ist die methodische Umsetzung. Es ist zu gewährleisten, dass alle wichtigen Daten auf allen vier Ebenen des Total Pain genannt werden, weil Handlungsansätze nicht per se nur in einem der vier Bereiche zu finden sind.

Eine durchaus gebräuchliche Vorgehensweise – jede Berufsgruppe schildert ihr Wissen über den Patienten bzw. Bewohner (Wasner 2014b, S. 301 – hier ist die Rede von Fallbesprechung im Kontext von Stationsbesprechung, was aber aufgrund unterschiedlicher Ziele getrennt zu behandeln wäre) – ist nicht unbedingt zielführend: Dieses Vorgehen sichert in gewisser Hinsicht keine erschöpfende Datensammlung. Sie läuft Gefahr, dass die Informationen thematisch unsortiert eingebracht werden, weil jeder über den Patienten bzw. Bewohner mehr weiß als es bezogen auf die eigene Berufsgruppe bzw. den eigenen primären Handlungsauftrag der Fall ist. Beispielsweise wissen Ärzte, Pflegende oder Reinigungskräfte über ihren professionsspezifischen physischen bzw. sozialen Auftrag hinaus Einiges über die psychische Befindlichkeit. Die Mitarbeiter nur zur ihren berufsspezifischen Informationen zu befragen wäre ein Verlust wertvoller Informationen. Die Vorgehensweise der personenbezogenen bzw. monoprofessionellen Abfrage von Informationen birgt auch das Risiko, dass wichtige Informationen nicht eingebracht werden, weil aufgrund der thematisch unsortierten Diskussion zufällig nicht die nötigen Impulse gesetzt werden. Diese Herangehensweise garantiert also nicht, dass alle erforderlichen Informationen in allen Bereichen systematisch abgerufen werden. Ein wichtiges Ziel der Faktensammlung besteht darin, dafür zu sorgen, dass wichtige Informationen nicht übersehen werden. Zudem scheinen manche Informationen zunächst unwichtig und belanglos, deren Bedeutung für die Antwort auf die Fragestellung sich aber erst im Zuge der Faktenbewertung erschließt. Die Bedeutung einzelner Informationen einzuordnen gehört zur Kunst der Moderation, was auch auf die Notwendigkeit von Fach- und Erfahrungswissen hindeutet.

Eine zielführende Vorgehensweise ist deshalb nicht »Einteilung des Teams nach Berufsgruppen«, sondern vielmehr die »Einteilung« des Patienten bzw. Bewohners nach seinen Bedürfnisebenen im Sinne des Total-Pain-Konzepts (► Abb. 11).

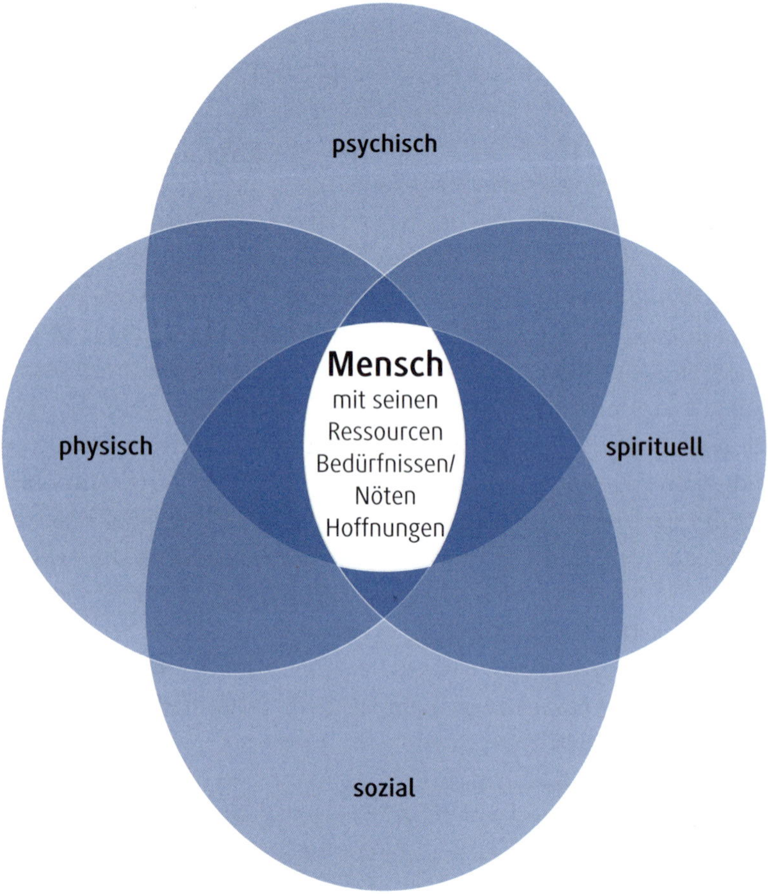

Abb. 11: Der Mensch mit seinen Ressourcen, Bedürfnissen, Nöten und Hoffnungen auf physischer, psychischer, sozialer und spiritueller Ebene

Auf diese Weise werden allen Informationen hintereinander zu den einzelnen vier Bereichen systematisch und gemeinschaftlich zusammengetragen, denn die Antworten der einen werden zu Impulsen für die anderen, darüber nachzudenken, was sie zu dem jeweiligen Bereich, also thematisch geleitet, noch beitragen können. Auch können auf diese Weise gegensätzliche Informationen oder widersprüchliche Sichtweisen entlarvt werden.

Eine wie von Wasner (2014b, S. 301) favorisierte aneinander gereihte Berichterstattung der einzelnen Professionen in monologischer Form, die zwar im Anschluss Fragen, aber keine Diskussion zulässt, verfolgt einen monoprofessionellen Grundansatz und unterbindet die Generierung weiterer, bei anderen Teilnehmern (Professionen) vorhandenen Informationen zum Thema. Dieser Zugang mag zielführend sein bei regelmäßig angesetzten Stationsbesprechungen, deren Ziel es ist, alle Mitarbeiter gleichermaßen und ggf. in regelmäßigen zeitlichen Abständen auf den aktuellen Wissenstand zu bringen. Dies aber ist nicht das Ziel einer Fallbesprechung, vielmehr geht es um die (ggf. einmalige) Klärung einer Frage oder einen uneindeutigen Situation. Es geht darum, vorhandene Fakten zu sammeln – und zwar auch jene Fakten, die vielleicht dokumentiert, aber nicht bewusst und tendenziell unbewusst vorhanden sind. Beobachtungen und Wahrnehmungen, die eher nebenbei erfolgt sind, müssen über ein moderiertes Verfahren mitteilungsfähig gemacht werden.

Im Einklang mit Wasner (2014b, S. 304) ist allerdings festzuhalten: »Interprofessionelle Fallbesprechungen sind eine organisierte Form des interprofessionellen Teams. Zum Gelingen muss jedes einzelne Teammitglied beitragen. Dies setzt die regelmäßige Reflexion der eigenen Rolle im Team, das Wissen um die Kompetenzen der anderen Teammitglieder und gegenseitigen Respekt und Wertschätzung voraus. Das Ziel der Besprechung muss allen klar sein, Regeln und Strukturen müssen eingehalten werden. Am wichtigsten ist aber die Bereitschaft, von der eigenen Position ein Stück weit abzurücken und auf Augenhöhe mit den anderen Teammitgliedern zu kommunizieren.«

Eine Diskussion zu unterbinden mag also sinnvoll sein, wenn sie nicht zur Faktengenerierung beiträgt. Sie ist dann zuzulassen, wenn durch Dialog weiteres relevantes Wissen in den einzelnen Themenbereichen zur Klärung der Fragestellung erinnert oder recherchiert wird. Ohne Dialog bzw. Diskussion hat eine Fallbesprechung tendenziell multiprofessionellen, weniger einen interprofessionellen Charakter. In der multiprofessionellen Arbeit werden unterschiedliche Kompetenzen addiert. Es gibt zwar Kontakte, aber kaum Interaktion oder Zusammenarbeit. Die Arbeiten finden in der Regel nebeneinander statt (Sottas 2013, S. 25). Der interprofessionelle Charakter ist aber grundlegend: Die Beteiligten haben unterschiedliche berufliche Hintergründe und Qualifizierungswege, sind aber gefordert, gemeinsam mit einer (dynamischen) Situation umzugehen, die eigene und die anderen Sichtweisen zu berücksichtigen, voneinander zu lernen und gemeinsam praktikable Lösungen zu erarbeiten. Interprofessionalität ist das Schlüsselkonzept im Gesundheitssystem, denn Versorgungsqualität und Sicherheit lassen sich nicht individuell erreichen (Sottas 2013, S. 25; vgl. Wasner 2014a), sondern setzen Interaktion zwischen den Berufsgruppen voraus. Die Gründe für die Notwendigkeit interprofessioneller Zusammenarbeit sind vielfältig: Erhöhung der Komplexität der Krankheitsbilder, Halbwertszeit von Fachwissen, Spezialisierung der Berufe, Fragmentierung der Arbeitsprozesse, Koordination und Kooperation und nicht zuletzt die Folgen der Ökonomisierung im Sinne limitierter Zeitbudgets. Die Ziele sind ebenfalls vielfältig: praktische Probleme lösen, verteiltes Wissen bündeln, verteilte Kompetenzen zusammenführen, Vorteile der Spezialisierung nutzen, Effizienz steigern, Patientenwohl stärken. Interprofessionelle Zusammenarbeit ist ein

Prozess, »in dessen Rahmen Professionelle unterschiedlicher Art, im Hinblick auf die Lösung komplexer praktischer Probleme zusammenarbeiten, die mit den Mitteln der einzelnen beteiligten Professionen nicht zufriedenstellend bearbeitbar sind« (Schroeder 2010, S. 18). Die Ansätze zur Förderung interprofessioneller Zusammenarbeit liegen in der Bildungsarbeit sowie in der beruflichen Praxis. »Interprofessionelle Kooperation erfordert einen regelmäßigen und direkten Informationsaustausch zwischen allen Beteiligten, z. B. in Form von Fallbesprechungen im interprofessionellen Team« (Voelker 2011, S. 141). Die Kunst der Moderation besteht darin, die Diskussion so zu steuern, zu befördern und zu begrenzen, dass sie speziell die Faktensammlung in den vier Bereichen unterstützt und dadurch systematisch ein detailliertes Gesamtbild ergibt.

4.2 Anlässe

Eine palliative Fallbesprechung kann hilfreich sein, wenn folgende Gründe vorliegen:

Situationsbezogene Gründe:

- Ratlosigkeit: Es fehlen konkrete Handlungsansätze.
- Unklarer Patientenwille: Es ist unklar, welches Vorgehen zielführend und im Sinne des geäußerten oder mutmaßlichen Willens des Patienten bzw. Bewohners ist. Eine eindeutige Willensermittlung ist kaum/nicht möglich, was die weitere Behandlung bzw. Versorgung und Begleitung erschwert. Patient / Bewohner äußert sich wiederholt und über einen längeren Zeitraum widersprüchlich.

- Unklare Handlungsstrategie: Es gibt mehrere Handlungsmöglichkeiten bezüglich der medizinischen, pflegerischen, psychosozialen, spirituellen Begleitung und Versorgung und es muss eine Entscheidung getroffen werden.
- Lebensqualität: Die Lebensqualität eines Patienten bzw. Bewohners scheint verbesserungsfähig.
- Mangel an Information: Zu einer Patienten- bzw. Bewohnersituation gibt es offene und nicht eindeutig zu beantwortende Fragen.
- Auffällige Veränderungen: Die Situation eines Patienten bzw. Bewohners verändert sich offensichtlich und Änderungen in der Versorgung und Begleitung scheinen angezeigt.

Mitarbeiterbezogene Gründe:

- Erhöhter Kommunikationsbedarf: Mitarbeitende haben die Empfindung, dass ein Patient bzw. Bewohner in Besprechungen oder in informellen Gesprächen übermäßig beschäftigt und aktuell oder andauernd viel Zeit einnimmt.
- Schleichende Verschlechterung: Ein Patient bzw. Bewohner ist unauffällig und es besteht Gefahr, seine wirkliche Befindlichkeit im Team aus dem Blick zu verlieren.
- Divergente Einschätzung: Es besteht der Eindruck, dass die verschiedenen Arbeitsbereiche äußerst unterschiedliche Kenntnisstände und Einschätzungen zu einem Patienten bzw. Bewohner haben.

Auslöser für eine Palliative Fallbesprechung muss also nicht eine konkrete Entscheidungssituation sein. Es muss auch keine Situation sein, die i.S.d. §132g SGB V einen primär medizinischen Bezug aufweist. Die Überprüfung des bisherigen Begleitungs-

und Versorgungsansatzes kann ebenso ein Grund sein wie der Eindruck, das Team würde nicht (mehr) einer gemeinsamen klaren Linie folgen. Daraus darf abgeleitet werden, dass eine Palliative Fallbesprechung nicht ausschließlich auf die letzte Lebensphase bezogen ist. Aufgrund der »zeitlichen Kontinuität von Hospizkompetenz, die sie eher zu einer das Heimleben durchziehenden Haltung als zu einem punktuellen Dienstleistungsangebot machen« (BAG 2006, S. 9), greift der palliative Gedanke im Alten- und Pflegeheim wie auch im Betreuten Wohnen vom Einzug bis zum Tod. Was für Alten- und Pflegeheime formuliert ist, gilt auch für andere Versorgungskontexte, trotz aller Unterschiede der Versorgungsformen.

Deshalb kann eine Palliative Fallbesprechung zu jeder Zeit im gesamten Verlauf angebracht sein. Sie kann auch sinnvoll sein, wenn der Patient bzw. Bewohner ansprechbar, befragbar, entscheidungs-, einwilligungsfähig ist. Nicht selten kommt es vor, dass die Versorgung bzw. Begleitung von äußerungsfähigen Patienten bzw. Bewohnern Fragen im Team aufwerfen, die einer Klärung bedürfen.

Wenn die Verbesserung der Lebensqualität des Patienten bzw. Bewohners betroffen ist, sind die Phase, in der er sich befindet (vgl. geriatrische Verlaufskurve, Gratz et al. 2017), wie auch der Grad der Lebensbedrohlichkeit sekundär. Nach mehrfacher Durchführung einer Palliativen Fallbesprechung wird der Nutzen greifbar, der sich nicht nur in der aktuellen Versorgungssituation, sondern auch und insbesondere in die letzte Lebensphase hinein durch frühzeitige Beseitigung von Unklarheiten positiv auswirkt. Die Einschätzung, in welchen Situationen eine Fallbesprechung sinnvoll, zielführend, vielleicht auch zeitersparend ist, wird präziser.

Weil dieser Ansatz nicht auf die Suche nach z. B. therapeutischen Möglichkeiten ausgerichtet ist, sondern primär darauf, wie ein Team sich auf die Versorgung eines Menschen einstellen und ein Handlungskonzept interprofessionell erstellen, ändern, anpassen kann, findet diese Form der Fallbesprechung Anwendung entweder in Einrichtungen, in denen Menschen zuhause sind (z. B. Alten- und Pflegeheim, Einrichtungen der Behindertenhilfe, Formen des betreuten Wohnens) oder in Einrichtungen, die Menschen aus dem stationären Kontext in ihr Zuhause entlassen wollen (z. B. Palliativstation).

4.3 Einberufung und Besetzung

Eine palliative Fallbesprechung können grundsätzlich Mitarbeiter aller Arbeitsbereiche, aber auch ein Patient bzw. Bewohner selbst oder Angehörige (bzw. Bevollmächtige/gesetzliche Betreuer) veranlassen. Sie tun dies, indem sie den Anlass benennen, das Problem bzw. das Ziel formulieren und eine Fragestellung damit verbinden. Auf dieser Basis kann geklärt werden, ob das Instrument wirklich weiterführend ist bzw. welche alternativen Klärungswege zielführend sind und wer konkret zur Fallbesprechung eingeladen wird.

Weil es das Ziel ist, ein vom Team, letztlich von der Einrichtung zu tragendes Handlungs- bzw. Versorgungskonzept zu erarbeiten, ist die Besetzung multiprofessionell. Am Beispiel der Konzeption der Seniorenresidenzen des Augustinum sind dies folgende Berufsgruppen, die zur Einrichtung gehören (▸ Abb. 12, links), sowie die Arbeitsbereiche und Berufsgruppen, die unabhängig von der Einrichtung in die Versorgung oder den Lebensalltag von Bewohnern eingebunden sind.

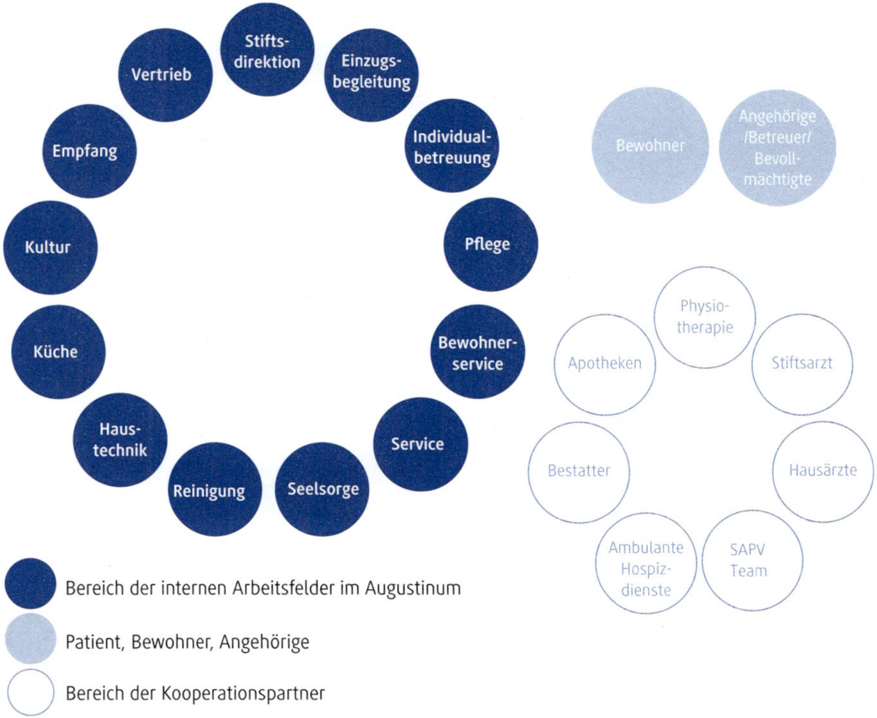

Abb. 12: Denkbare Beteiligte einer palliativen Fallbesprechung

Aus dem Bereich der internen Arbeitsfelder im Augustinum können grundsätzlich alle genannten an einer palliativen Fallbesprechung beteiligt sein. Aus dem Bereich der Kooperationspartner sind Beteiligte einer Fallbesprechung (abhängig von der Fragestellung) vorrangig Haus- oder Stiftsärzte (Hausärzte in eigener, aber in das Wohnstift integrierter Praxis) oder auch Physiotherapeuten (teils im Wohnstift verortet mit eigener Praxis). Die Beteiligung von Patient bzw. Bewohner oder der Angehörigen (bzw. Bevollmächtigen / Betreuer) weist ähnliche Argumente auf wie die der ethischen Fallbesprechung (Malteser 2005, S. 10) und ist aufgrund der nötigen Offenheit und Kontroverse gut zu klären.

In Einrichtungen, die intern weniger Arbeitsbereiche vorhalten (z. B. Seelsorge, Kultur), sind diese Angebote über Kooperation mit externen Partnern zu klären. Im Bereich der Alten- und Pflegeheime gibt es beispielsweise auch das Angebot von Betreuungsassistenten nach §87b SGB XI. Wie auch immer das Angebot einer Einrichtung aussieht und welche Leistungen durch Kooperation sichergestellt werden, erfordert dies individuelle Überlegungen in Bezug auf die Orientierung an den Bedürfnissen des Menschen auf allen Ebenen (▸ Abb. 11) sowie der Einbindung aller vier Bereiche in die Palliative Fallbesprechung.

Einrichtungen, die gesundheitliche Versorgungsplanung nach §132g SGB V anbieten und Fallbesprechung in der Abrechnung mit Kostenträgern in Ansatz bringen wollen, haben die entsprechenden Vorgaben zu berücksichtigen (▸ Anhang 4 und Recherche aktueller Entwicklungen).

Grundsätzlich sind die Frage nach Schweigepflicht und Datenschutz (§203 StGB; BÄK 2015, darin: §9 Musterberufsordnung für Ärzte) sowie die Frage nach Vertraulichkeit wichtig. Im Blick auf die Beteiligung von Seelsorgenden sind die besonderen

Regelungen des Seelsorgegeheimnisses zu beachten (Coors et al. 2014; vgl. auch Roser 2017)!

4.4 Ziele

Das Ziel der Palliativen Fallbesprechung ist ein Versorgungs- bzw. Begleitungskonzept, aus dem klar hervorgeht, welche weiteren Handlungen angezeigt oder nicht angezeigt sind und auf das sich alle an der Versorgung direkt oder indirekt Beteiligten verständigen. »Der wesentliche Gewinn von Fallbesprechungen ist, dass die Lösungen aus dem Team selbst heraus entstehen […] (Lexa 2015, S. 33).

Fallbesprechungen haben grundsätzlich mehrere Ziele:

- Ermittlung des (mutmaßlichen) Willens des Betroffenen hinsichtlich der Fragestellung
- Berücksichtigung individueller Wünsche, Bedürfnisse und Bedarfe einschließlich des Nutzens von Handlungsempfehlungen für den Betroffenen
- Multi- bzw. interprofessionelle Interventionsplanung,
- Perspektivenverschränkung
- Förderung der interprofessionellen Kommunikation aller beteiligten Professionen und
- Klärung von (Nicht-)Zuständigkeiten,

wobei die vereinbarten Maßnahmen »organisations-, situations- und aufgabebezogen« (Lexa 2015, S. 34 f) sein können. Die Verständigung auf ein Handlungskonzept zielt dabei in zwei Richtungen:

- Es verständigen sich alle an der Fallbesprechung Beteiligten.
- Es werden alle in diese Verständigung eingewiesen, die nicht beteiligt waren.

Ein gemeinsames Handlungskonzept ist also nicht begrenzt auf die Teilnehmer der Fallbesprechung.

In vielen Fällen wird der erarbeitete Handlungsansatz durchaus zu einer Zeitersparnis führen und den Kommunikationsbedarf fokussieren und verringern. Zielgerichtete Fallbesprechung

- verhindert wiederholtes, zeitintensives Diskutieren in verschiedenen Settings (Flurgespräche, endlose Diskussionsschlaufen in Teamsitzungen etc.),
- ist zeitsparend und verhindert Redundanzen, weil der Informationsfluss sichergestellt ist und jeder für sein tägliches Handeln den gleichen Kenntnisstand hat,
- sorgt für zielorientierte Handlungsaufträge bzw. optimierte Lösungssuche.

Es ist davon auszugehen, dass das Instrument der Palliativen Fallbesprechung aufgrund des gemeinsam vereinbarten Handlungsansatzes zu einer Entlastung der Mitarbeiter führt.

Weil Palliative Fallbesprechung auf Basis des Total-Pain-Konzeptes und des interprofessionellen Ansatzes auf Miteinander und Dialog ausgerichtet ist, stößt sie auch Lernprozesse an und wirkt sensibilisierend. Das kann dazu führen, das eigene Handeln, vor allem an den Schnittstellen zur Arbeit der Kolleginnen und Kollegen anderer Berufe, transparent zu machen und aufeinander abzustimmen. Langfristig nimmt der Bedarf an Fallbesprechung durch reziproke Handlungssicherheit der einzelnen Teammitglieder ab.

4.5 Ablauf und Organisation

Bevor es zu einer moderierten Fallbesprechung kommt, sind einige Schritte im Vorfeld, aber auch einige Schritte im Nachgang zu bedenken:

1. Vorklärungen:
   - Anregung zu einer palliativen Fallbesprechung
   - Klärung z. B. durch Hospiz- und Palliativbeauftragten (Rösch et al. 2016), Bezugspflegefachkraft, Stationsleitung, ob das Instrument der geeignete Weg für die Fragestellung/das Anliegen ist
   - Dokumentation dieser Klärung und des formulierten Bedarfs an Palliativer Fallbesprechung
   - Klärung im Team und z. B. bei der ärztlichen Visite, welche Besetzung für die Fragestellung bzw. für das Anliegen sinnvoll ist:
     – intern: Welche Mitarbeiter bzw. Professionen der Einrichtung müssen teilnehmen?
     – extern: Welche weiteren Beteiligten sind sinnvollerweise oder notwendigerweise hinzuzuziehen (z. B. Haus- oder Facharzt, Angehörige bzw. Bevollmächtige/Betreuer, …)?

Es muss auch die Frage beantwortet sein, inwiefern Patient bzw. Bewohner eingebunden wird bzw. befragbar ist.

- Offizielle schriftliche Einladung
  – z. B. durch: Hospiz- und Palliativbeauftragten, Bezugspflegefachkraft, Stationsleitung
  – z. B. mit: Datum, Zeit und Ort; Anlass wie z. B. Verschlechterung der Situation oder konkretes Ereignis mit Klärungs- und Entscheidungsbedarf etc.; Thema bzw. Frage der Fallbesprechung; Ansprechpartner mit Kontaktmöglichkeit

- Klärung, wer die Moderation übernimmt und Beauftragung
- Klärung, welche Informationen vorab eingeholt werden müssen und wer dies übernimmt, d. h. Sorge für die Verfügbarkeit relevanter Unterlagen und Informationen
  - Fragestellung
  - Patienten- bzw. Bewohnerakte mit Diagnosen, medizinischen Daten, Kommunikationsblatt mit Ärzten, Pflegeplanung und -dokumentation, Verschriftlichungen aus Biographiearbeit
  - Verschriftlichungen des Sozialdienstes oder anderen psychosozialen Begleitdiensten
  - Vorhandene Patientenverfügung, Vorsorgevollmacht, Betreuungsverfügung
  - ggf. Protokolle bereits stattgefundener Fallbesprechungen
  - ggf. Informationen über bestehende Kontakte zu Angehörigen, andere nicht eingebundene wichtige Personen etc.
- Vorbereitung von Anschauungsmaterial, z. B. Graphik der geriatrischen Verlaufskurve (Gratz et al. 2017)
- Vorbereitung der Palliativen Fallbesprechung (Terminabstimmung, Einladungen, Raumbuchung, Moderationsmaterial, Vorlage für Protokollierung)
- Sorge für eine ungestörte Gesprächssituation, ggf. Vertretungsregelung

2. Durchführung
   - Eröffnung und Begrüßung
   - Hinführung durch den Moderator
     - Hinweise zu Gesprächs- und Arbeitsweise
     - Vorstellung des Ablaufs sowie Erläuterung und Begründung des Drei-Schritts (Faktensammlung, Faktenbewertung, Handlungsplanung)

   - Hinweise zur Rolle des Moderators
   - Hintergründe für die Wahl der Besetzung und ggf. Vorstellung der Teilnehmer
- Durchführung und Strukturierung der Fallbesprechung nach Vorgabe (Moderationsanleitung, ▸ Kap. 4.6.1) und entsprechend der Rahmenbedingungen (Moderation, ▸ Kap. 5)
- Zusammenfassung der zentralen Erkenntnisse
- Evaluation bzw. Feedback der Teilnehmer unter Anleitung des Moderators

3. Nachbereitung:
   - Dokumentation mittels Protokollvorlage
   - ggf. Information und Einbeziehung weiterer relevanter Akteure einschließlich der konkreten Frage, welche Informationen durch wen an wen und mit welcher Zielsetzung weitergegeben werden
   - Sorge für die Unterschriften im Protokoll und Sicherstellung der Verteilung und Ablage an den entscheidenden Stellen (Patienten- bzw. Bewohnerakte, …)
   - ggf. Information an Patienten bzw. Bewohner und weitere relevante Beteiligte
   - Umsetzung der Handlungsplanung einschließlich Aktualisierung von z. B. Pflegeplanung und -dokumentation
   - Gesamtevaluation bzw. Überprüfung der Handlungsempfehlung

Innerhalb der Moderation der Fallbesprechung (II.) spielt die WHO-Definition von Palliative Care eine zentrale Rolle. Sie spricht von »[…] Vorbeugung und Linderung von Leiden mittels frühzeitiger Erkennung, hochqualifizierter Beurteilung und Behandlung von Schmerzen und anderen Problemen […]« (Steffen-Bürgi 2007, S. 33). Der Drei-Schritt bildet die Basis der Fallbesprechung (▸ Abb. 13).

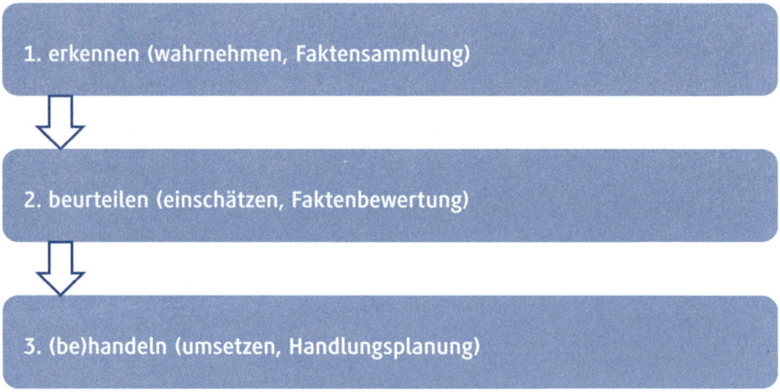

Abb. 13: Drei-Schritt als Basis für die Fallbesprechung

Erkennen heißt systematisch zusammentragen, wie die Situation bei einem Patienten bzw. Bewohner derzeit ist. An dieser Stelle findet noch keine Einschätzung bzw. Beurteilung der Situation statt. Die Herausforderung besteht darin, das gewohnte Muster von »der Bewohner müsste doch« oder »beim Patienten müssen wir unbedingt« (= Beurteilungs- bzw. Handlungsebene) zu unterbrechen und die Diskussion auf das »Was wissen wir über den Patienten bzw. Bewohner« (= Erkennensebene) zu begrenzen. Durch das konkrete Nachfragen zu den einzelnen Bereichen wird es nicht dem Zufall überlassen, dass wichtige Informationen eingebracht werden. Diese werden sortiert angefragt, angesichts dessen, dass jeder viel zu berichten hätte. Auf diese Weise wird verhindert, dass jeder auch all das mitteilt, was er mit dem Patienten bzw. Bewohner erlebt hat oder was beschäftigt – eine Fallbesprechung ist keine Supervision und kein Forum, all das, was einem bezüglich des Patienten bzw. Bewohners auf dem Herzen liegt, zu bearbeiten. Entlastung von Mitarbeitern hat einen anderen Ort und bedient sich anderer Instrumente.

Faktenwissen ist von Eindrücken und Vermutungen zu unterscheiden. Hinsichtlich der Vermutungen ist es wichtig, sie (1.) festzuhalten und (2.) als solche zu kennzeichnen. Auch Vermutungen sind wichtig, da die Klärung einer Vermutung ein Handlungsansatz und damit ein Schlüssel zur Klärung der Fragestellung sein kann.

Das Einüben des Zurückstellens einer *Beurteilung* oder sogar dessen, welche *Handlungen* sinnvoll wären, ist wichtig, denn gerade durch die Einhaltung des Drei-Schritts wird es möglich herauszuarbeiten, dass in einer konkreten Situation z. B. keine Handlung erforderlich und es durchaus zielführender sein kann, weiter zu beobachten, präsent zu sein, zu begleiten. Das bedeutet, Fallbesprechung ermöglicht faktische Unterscheidung tatsächlich erforderlicher Handlungen von empfundenem Handlungsdruck. Ein abgestimmtes Vorgehen erleichtert das Aushalten einer Situation.

Das *Beurteilen* erfolgt im gemeinsamen Betrachten der gesammelten Fakten und impliziert sowohl Theorieverstehen als auch Fallverstehen. Es bildet die Grundlage für Planung von Interventionen und Betreuungskonzepten (*behandeln* und *handeln*).

4.6 Durchführung

4.6.1 Moderationsanleitung

Die Inhalte aus diesem Kapitel stellen wir Ihnen zum Download auf unserer Homepage zur Verfügung.
Link: http://downloads.kohlhammer.de/?isbn=978-3-17-032990-4
Passwort: BejAM8f

Schritt 1: Einführung in die Bewohnersituation

(maximal 5 Minuten)

Der Fallgeber schildert die Situation und den Anlass der Fallbesprechung. Ergänzungen anderer Teilnehmer sind weiterführend.

Schritt 2: Formulierung der Fragestellung

(5 Minuten)

Der Fallgeber wird aufgefordert, die Fragestellung zu formulieren bzw. zu überdenken, falls bereits im Vorfeld eine Frage formuliert wurde. Die Gruppe wird gebeten zu diskutieren,

- z. B. von welchem Stadium, von welcher Situation des Krankheitsverlaufes, von welcher Stelle in der geriatrischen Verlaufskurve (Gratz et al. 2017) die Rede ist.
- ob die diskutierte Fragestellung der geschilderten Situation dienlich ist oder ob die Frage angesichts des Grundanliegens einen anderen Fokus haben muss. Dabei kann es hilfreich sein, alle (Formulierungs-)Vorschläge für die Fragestellung am Flipchart festzuhalten. Dies erleichtert die Einschätzung bzw. das Hinterfragen dessen, worum es wirklich geht und welche Fragestellung am Zielführendsten ist. Der Moderation kommt hier eine entscheidende Rolle zu.

Schritt 3: Erkennen (Faktensammlung)

(30 Minuten)

Der Moderator stellt offene, allgemein gehaltene Fragen, primär an jene, die für den jeweiligen Bereich zuständig sind. Die Antworten und Beiträge werden auf einem Plakat oder einer Flipchart unmittelbar festgehalten in jeweils einem eigenen Segment. Dazu ist das Plakat vorab in vier Segmente einzuteilen (▸ Kap. 4.7.1).

Beispiele sind:

a) Physisch:

- Wie alt ist der Bewohner?
- Was ist aus der medizinischen Vorgeschichte bekannt?
- Wie lautet die aktuelle Diagnose?
- Ist eine medizinische Behandlung möglich/geplant? Welche?
- Gibt es Behandlungsalternativen?
- Welche medizinischen Folgen sind bei der geplanten Behandlung zu erwarten?
- Welche medizinischen Folgen sind bei einer Unterlassung der Behandlung zu erwarten?
- Kann derzeit etwas über die mittel- oder langfristige Prognose ausgesagt werden?
- Wie ist das körperliche Erscheinungsbild?
- Wie ist das Essverhalten, wie ist die Ernährung?
- Wie ist die Mobilität?
- Was weiß der Patient bzw. Bewohner selbst über seine Situation?
- Inwieweit kann sich der Patient bzw. Bewohner selbst versorgen? Über welche Ressourcen verfügt er?
- Wie schätzt er das bisherige Vorgehen ein?
- Ist er einwilligungsfähig, geschäftsfähig?
- Inwieweit ist der Patient bzw. Bewohner aufgeklärt und an der Therapie-Entscheidung beteiligt?
- Hat der Patient bzw. Bewohner jemandem gegenüber geäußert, was er in einer solchen Situation wünschen würde?
- Gibt es nonverbale Äußerungen des Patienten bzw. Bewohner, die sich als Willensäußerung deuten lassen?
- Gibt es Zweifel, ob es richtig ist, diesem Patienten bzw. Bewohner die Entscheidung zu überlassen?
- Wie ist die pflegerische Situation?

- Gibt es besondere Pflegeprobleme?
- Welcher Pflegeplan besteht?
- Kann mittel- oder langfristig etwas über bleibende Beeinträchtigungen oder Pflegebedürftigkeit gesagt werden?
- Wie sind die Fähigkeiten hinsichtlich hören, sehen, sprechen, riechen?

b) Psychisch:

- Was wissen wir über die psychische (seelische) Verfassung des Bewohners?
- Wie geht der Patient bzw. Bewohner mit seiner Situation um? Wie ist die Krankheitsverarbeitung?
- Mag/sucht der Patient bzw. Bewohner Berührung?
- Sind besondere Verhaltensweisen erkennbar?
- Gibt oder gab es relevante Verlusterfahrungen?
- Gab es relevante gute und negative Erfahrungen und Erlebnisse (z. B. Krieg, Gewalt, anderes)?
- Was ist dem Patienten bzw. Bewohner wichtig (Personen, Bilder, Gegenstände)? Wovon spricht er gern?
- Bei welchen Gelegenheiten wurde der Patient bzw. Bewohner lächelnd oder lachend gesehen?
- (Wie) drückt der Patient bzw. Bewohner Gefühle und Befinden aus?
- Ist von Trauer, depressiver Verstimmung oder Depression die Rede? Wenn ja, ist die Verwendung dieser Begriffe im psychologischen und medizinischen Sinne korrekt?

c) Sozial:

- Was ist aus sozialer Sicht zu berichten?
- Was ist über die atmosphärische/räumliche Situation bekannt? Sind Veränderungen im Zimmer bzw. in der Wohnung erkennbar?
- Wie ist die Familiensituation (Familienstand, Kinder, Enkel etc.)?

- Gibt es eine aktuelle Liebesbeziehung oder besondere Bezugsperson?
- Liegt eine Patientenverfügung vor?
- Gibt es eine Vorsorgevollmacht oder Betreuungsverfügung? Liegt diese bei uns vor? Welchen Kontakt gibt es zu Bevollmächtigten bzw. Betreuer?
- Hat der Bewohner Kontakt zu anderen Patienten bzw. Bewohnern?
- Wie lebt und wohnt er?
- Woher stammt er? Welchen Bezug gibt es noch zur Heimat?
- Was ist über die materielle und finanzielle Situation und Sicherheit bekannt?
- Auf welche sozialen Ressourcen kann der Patient bzw. Bewohner zurückgreifen?
- Welchen Beruf hat der Patient bzw. Bewohner ausgeübt?
- Welches waren einschneidende biographische Ereignisse bzw. Erlebnisse?

d) Spirituell:

- Was ist über die Konfession bzw. die Religionszugehörigkeit bekannt? Spielt diese eine Rolle für den Patienten bzw. Bewohner?
- Hat der Patient bzw. Bewohner sich je zu spirituellen oder religiösen Themen geäußert?
- Wie ist die religiöse Einstellung, Gottesvorstellung etc.?
- Gibt es eine religiöse Praxis (z. B. Gottesdienst)?
- Prägen diese Einstellungen und Praktiken den Umgang mit der Situation?
- Gibt es andere Hinweise?
- Gibt es äußerliche Hinweise im Wohnumfeld (religiöse Bilder, Gegenstände etc.)?
- Wie ist die Seelsorge eingebunden? Bzw. gibt es ein Bedürfnis danach?

- Welche Werte sind dem Patienten bzw. Bewohner wichtig?
- Was konkret ist oder war für den Patienten bzw. Bewohner sinnstiftend?
- Auf welche spirituellen oder religiösen Ressourcen kann der Patient / Bewohner zurückgreifen?
- Gibt es Bereiche, die sinnstiftend für den Patienten / Bewohner sind?
- Gibt es Wichtiges, »Heiliges« im Bereich Musik, Kultur, Natur?

Es werden – während der Sammlung oder direkt im Anschluss daran – farblich (mit z. B. Wachsblöcken) gekennzeichnet (vgl. das Zusatzmaterial):

- *grün:* Ressourcen, Fähigkeiten, Wünsche, Hoffnungen
- *rot:* Nöte, Defizite, Verluste
- *gelb:* Verdacht, Vermutungen, Unklarheiten

(Grundlage zur Ermittlung des Patienten- bzw. Bewohnerwillens: Winkler et al. 2012; AK Patientenverfügungen am Klinikum der Universität München 2013; ▸ Anhang 3)

Schritt 4: Reflexion der Fragestellung

(5 Minuten)

Auf der Basis der gesammelten Informationen wird die Fragestellung einer kritischen Überprüfung unterzogen: Ist im Vergleich zur Ausgangslage die im Schritt 2 formulierte Fragestellung gleich geblieben oder hat sie sich verändert? Muss die Frage anders gestellt, der Fokus verändert werden? Ist die Frage, die ursprünglich gestellt wurde, wirklich das, worum es geht? Die Gruppe diskutiert die Fragestellung erneut und formuliert diese bei Bedarf und mithilfe von zielgerichteten Impulsen des Moderators um.

Schritt 5: Beurteilen (Faktenbewertung)
(5 Minuten)

Erst dann beginnt die Phase des Beurteilens: Was sind die wichtigsten und dringlichsten Erkenntnisse, aus denen ein Handlungsbedarf bezüglich der Fragestellung abgeleitet werden muss?

- Wurden alle notwendigen Fakten benannt?
- Welche Handlungsempfehlung ergibt sich aus der Perspektive des Patienten bzw. Bewohners? (Autonomie)
- Welche Handlungsempfehlung ergibt sich aus der Perspektive der Beteiligten (Wohl des Bewohners, Nicht-Schaden), welche nutzt dem Patienten bzw. Bewohner am besten?
- Welche Handlungsempfehlung ergibt sich aus der Perspektive Dritter wie z. B. Angehöriger bzw. Bevollmächtigter / Betreuer, Mitbewohner, Mitarbeiter etc. (Gerechtigkeit)?
- Welche Handlungsempfehlung ist am ehesten gerechtfertigt? Gibt es Zweifel, ob die Erfolgsaussicht des Ansatzes den personellen, räumlichen oder wirtschaftlichen Aufwand rechtfertigt?
- Ist die Handlungsempfehlung mit dem Leitbild der Einrichtung vereinbar?

(Grundlage zur Einhaltung ethischer Prinzipien: Beauchamp und Childress 2008 und ▸ Anhang 1)

Schritt 6: (Be-)handeln (Handlungsplanung)
(10 Minuten)

- Welche Aktion(en), welche Nah- und Fernziele konkret ist (sind) nun angezeigt?
- Wer ist für die Umsetzung der Handlungsempfehlung(en) zuständig? Was ist konkret bis wann und wie zu tun (Aktionsplan)?

- Wenn es mehrere Aktionen sind: hängen diese voneinander ab und was ist dann die richtige Reihenfolge?
- Wer besorgt bis wann die evtl. fehlenden Fakten oder Informationen, z. B. über Vermutungen oder auch eine vorhandene aber nicht vorliegende Patientenverfügung?
- Gibt es unter den Beteiligten einen Konsens über das weitere Vorgehen?
- Gibt es unter den Beteiligten einen Konsens darüber, dass (mutmaßlicher) Wille des Patienten / Bewohners und geplantes Vorgehen einander entsprechen?
- Welche Handlungsmöglichkeiten gibt es bei einem Dissens?
- Was lässt sich als Ergebnis oder als Beschluss des Gespräches festhalten?
- Wie erfolgt die Rückmeldung/Kommunikation innerhalb des Teams (wer muss was bis wann wissen)?

In der Praxis kann es vorkommen, dass anstelle von oder zusätzlich zu einer konkreten Handlungsempfehlung bzw. Aktion eine weitere Zielsetzung formuliert wird (▸ Beispiel in Kap. 6.2: hier bleibt die Frage offen, was die Mitarbeiter brauchen, um die angestrebten Verbesserungen in der Kommunikation zu erreichen wie z. B. eine Bildungsmaßnahme). Dies bedeutet, dass zwar das Ziel, nicht aber der Weg erarbeitet werden konnte. In diesem Fall ist festzulegen, wer wann mit welcher Vorgehensweise den Weg und damit die Handlungsempfehlungen erarbeitet! Dabei kann es sein, dass dazu externe Hilfe nötig ist. Auch das ist zu klären.

4.6.2 Beispiel

In einem Seminarkontext und außerhalb der beschriebenen Rahmenbedingungen einer Fallbesprechung ist das folgende

Beispiel entstanden. Es ist unvollständig und anonymisiert, aber real und füllt die theoretisch dargestellte Moderationsanleitung mit Leben.

Im Schritt 1 wird die Situation beschrieben:

Ein Teilnehmer stellt eine private Situation für exemplarische Zwecke zur Verfügung, die er aktuell zu bewältigen hat. Eine betagte Dame der Familie braucht zunehmend Hilfe. Sie wird von einer der Töchter gepflegt und versorgt. Als zunehmende Belastung stellt sich der Umstand heraus, dass der Wille der Dame nicht klar, aber auch durch Gespräche nicht ermittelbar ist, obwohl sie geistig ausreichend klar und Kommunikation möglich ist. Wie es ihr recht machen, was tun, damit alles in ihrem Sinne geschieht? Eine Handlungsorientierung wäre erleichternd. Die Familie ist bemüht, alles in ihrem Sinne zu tun, scheitert aber förmlich daran, dass der Wille nicht ermittelbar ist.

Im Schritt 2 wurde diese Frage formuliert: »Wie ermittle ich den Willen von Frau X?«

Im Schritt 3 wurden diese Fakten gesammelt sowie markiert (▸ Abb. 14).

Schritt 4: Am Beispiel von Frau X bedeutet die Reflexion der Fragestellung (▸ Abb. 15).

In der Faktensammlung wurde benannt, dass Frau X Zeit ihres Lebens Entscheidungen nur ungern selbst getroffen hat. Ihr Ehemann war ihr immer zur Seite. Diese Fremdbestimmung hat sie allerdings als Entlastung erlebt. Seit ihr Mann verstorben ist, ist diese Entlastung nicht mehr gegeben. Entscheidungssituationen musste sie alleine bewältigen; in ihrem subjektiven Erleben sind sie negativ und mit Stress besetzt. Deshalb verursachen

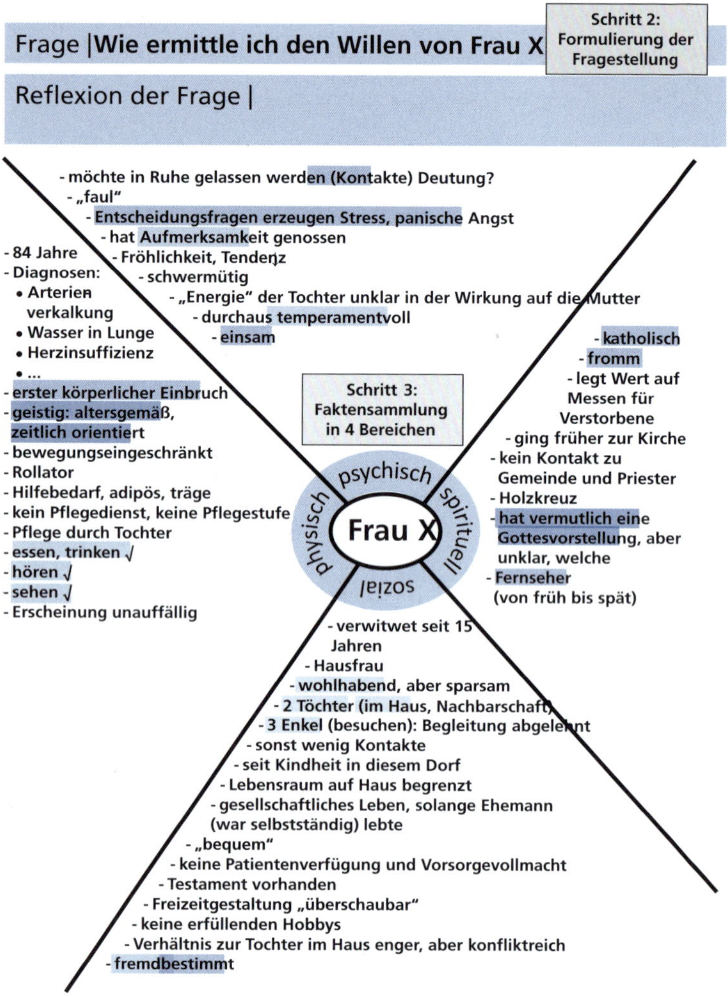

Abb. 14: Beispiel einer Faktensammlung[2]

2 Lesbare Druckfassung für diese Publikation. Die Abbildungen 14-18 finden Sie in farbig unter den Online-Zusatzmaterialien.

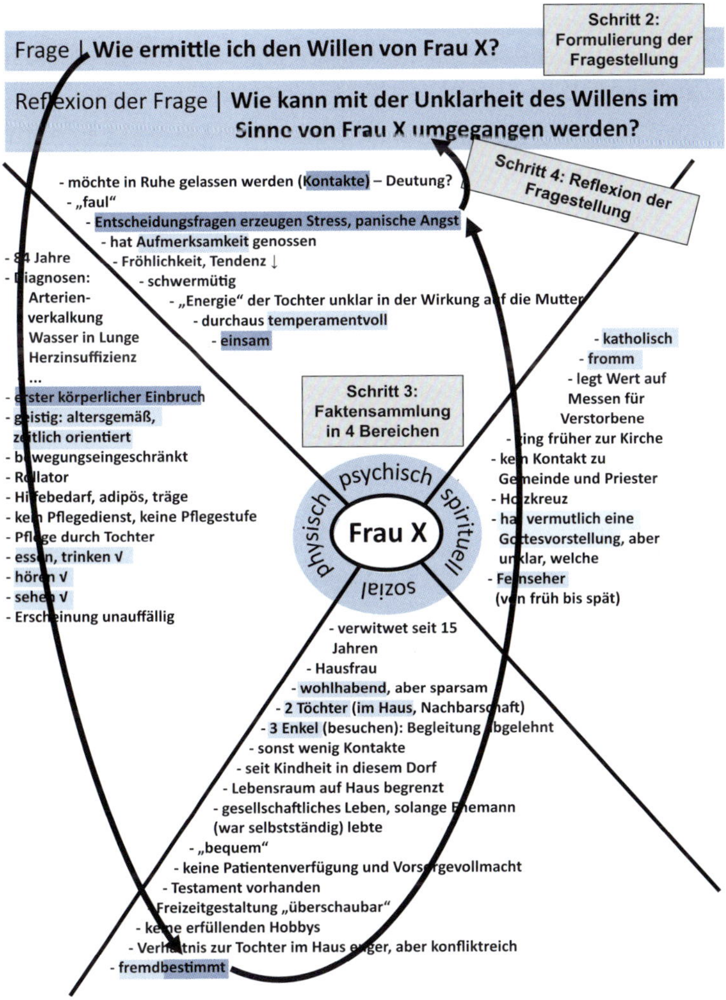

Abb. 15: Beispiel einer Reflexion der Fragestellung[3]

---

3 Lesbare Druckfassung für diese Publikation. Die Abbildungen 14-18 finden Sie in farbig unter den Online-Zusatzmaterialien.

Fragen nach Bedürfnissen, Wünschen, Entscheidungen, die auf Selbstbestimmung zielen, nach wie vor Stress bis hin zu panischer Angst. Der Fallgeber ergänzt die Information, dass eine Veränderung hin zu einer positiven Wahrnehmung von Selbstbestimmung nicht zu erwarten ist.

Im Schritt 4 ist festzustellen, dass die Frage »Wie ermittle ich den Willen von Frau X?« daher falsch gestellt ist. Sie würde den bestehenden Stress erhalten oder sogar ausbauen. Die veränderte Fragestellung muss die Unklarheit des Willens von Frau X und ihre »Entscheidung, keine Entscheidungen treffen zu wollen«, zur Ausgangsbasis nehmen. Die Frage muss daher lauten: »Wie kann mit der Unklarheit des Willens im Sinne von Frau X umgegangen werden?«

Deshalb ist die Beurteilung im folgenden Schritt 5, dass Selbstbestimmung als Wert nicht auferlegt werden kann und mit dem Umstand, dass Fremdbestimmung als Entlastung erlebt wird, gearbeitet werden muss. Fremdbestimmung ist für Frau X sogar eine Ressource. Dies schließt mit ein, dass Frau X trotz Einwilligungs- und Geschäftsfähigkeit einer Bevollmächtigung einer Tochter vermutlich zustimmen würde.

Im Schritt 6 wurden deshalb diese Handlungsoptionen erarbeitet:

- Gemeinsames Gespräch mit beiden Töchtern und den Enkeln – Themen:
  - Veränderung des Fokus, weg von Möglichkeiten der Willensermittlung hin zu Überlegungen, wie angesichts der Unklarheit des Willens gehandelt werden kann und Sensibilisierung für die Bereitschaft, Entscheidungen für die Dame zu treffen, weil die Tochter mit ihren Entscheidungen, die sie für die Mutter trifft, leben muss.

- – Damit verbunden ist die Frage, wie die Bevollmächtigung organisiert und Frau X kommuniziert werden kann, damit die Tochter mit den wenig bekannten Wünschen nach Lösungen suchen und handeln kann – nach bestem Wissen und Gewissen.
- Sodann müssten medizinische Informationen u. a. eingeholt und Handlungsfähigkeit der Bevollmächtigten hergestellt werden.

4.7 Ergebnissicherung und Evaluierung

4.7.1 Ergebnissicherung

Die Ergebnissicherung erfolgt mittels Protokoll. Ein Beispiel dafür befindet sich im Anhang (▸ Anhang 5). Innerhalb der Faktensammlung (Schritt 3) ist die visuelle Unterstützung während der Fallbesprechung durch ein Flipchart hilfreich, das zusätzlich für die Protokollierung herangezogen werden kann. Als Grundstruktur für die Ergebnissicherung der Faktensammlung eignet sich ein Raster (▸ Abb. 16).

4.7.2 Evaluierung bzw. Erfolgsmessung

Entsprechend der Form der Einberufung einer Palliativen Fallbesprechung ist es sinnvoll, gemeinsam zu klären, wie der Erfolg bzw. die Wirksamkeit des beschlossenen Handlungsplans geprüft werden kann einschließlich der Thematisierung von (ggf. unerwarteten) Erfahrungen, Reaktionen, Entwicklungen, Verände-

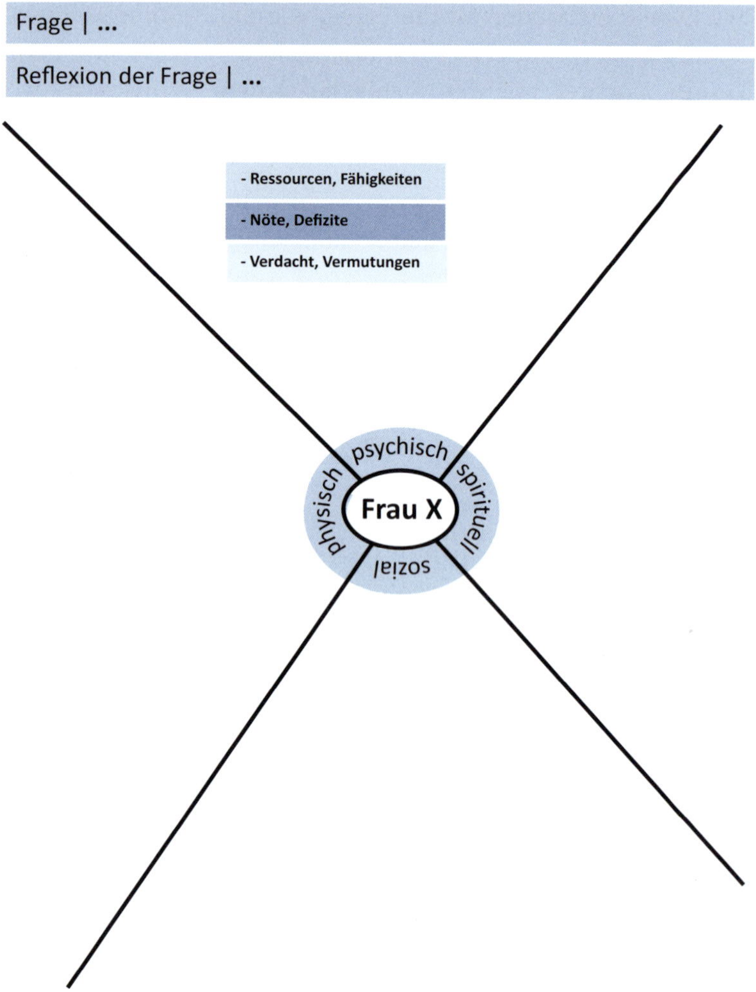

Abb. 16: Beispiel einer Vorlage für Faktensammlung[4]

---

4 Lesbare Druckfassung für diese Publikation. Die Abbildungen 14-18 finden Sie in farbig unter den Online-Zusatzmaterialien.

rungen, neuen Informationen. Sinnvoll ist ein Berichtsverfahren gegenüber Vorgesetzten bzw. einem Hospiz- und Palliativbeauftragten oder aber auch im Rahmen üblicher Besprechungsrunden (Übergabe, Wochenbesprechung etc.). Am Ende einer Palliativen Fallbesprechung sollte ein Termin fixiert werden (z. B. im Rahmen einer Dienstbesprechung), bei dem die vereinbarten Maßnahmen evaluiert werden. Ggf. besteht ein weiterer Bedarf an einer Fallbesprechung.

Die Evaluierung bzw. Erfolgsmessung anhand der Ziele kann umfassen:

- Sind die Anweisungen umgesetzt?
- Ist Zufriedenheit erreicht?
- Gibt es Einstimmigkeit untereinander?
- Ist der Patienten-/Bewohnerwille berücksichtigt?
- Sind die 4 Bereiche des total pain abgedeckt?
- Sind Änderungen, Vereinbarungen an entsprechender Stelle dokumentiert und eingeleitet?
- …

Wichtig ist, diesen letzten Schritt der Überprüfung bzw. Sicherstellung der Umsetzung mit allem, was sich daraus ergibt, auch zu vollziehen – erst dieser Schritt macht die Palliative Fallbesprechung zu einem wirksamen Instrument!

4.8 Implementierung

Die Implementierung von Hospizkultur und Palliativkompetenz erfordert, das Sterben als natürlichen Teil des Lebens anzunehmen, in Bezug auf das Sterben der Anderen sowie in Bezug auf die eigene Endlichkeit. Damit Hospizkultur und Palliativkompetenz in die Institution einziehen können, muss sie sich als lernende Organisation verstehen und die Philosophie des Ansatzes in ihre Organisationsentwicklung integrieren (DGP und DHPV 2012). Das bedeutet, dass die Entwicklungen »top-down« von Seiten der Führungskräfte angestoßen und gefördert werden und »bottom-up« von Seiten der Mitarbeiter mit entwickelt werden. Das erfordert im Rahmen eines Implementierungsprojekts oder eines Qualitätszirkels eine hohe Fachlichkeit aller Beteiligten, die durch Qualifizierung und eine kontinuierliche Reflexion der Haltungen, der Kompetenzen, des Qualitätsverständnisses und aufgestellter Erfolgskriterien immer wieder überdacht und entwickelt wird (Althoff et al. 2014, S. 12). Ein/e Beauftragte/r für Hospizarbeit und Palliative Care, die/der (ausgestattet mit entsprechender Berufserfahrung in Hospizarbeit und Palliative Care wie auch Kenntnissen in Organisationsentwicklung) dieses Projekt umsetzt, hat sich als sinnvoll erwiesen und kann die Integration Palliativer Fallbesprechung in das Gesamtkonzept initiieren.

Krobath und Heller (2010, S. 19-20) verdeutlichen in ihrem »Handbuch der Organisationsethik« ein Ethikverständnis, das getragen ist »von dem Wissen, dass es Zeiten und Orte der Unterbrechung braucht, des Innehaltens, der kollektiven Nachdenklichkeit, der organisationalen Selbstverständigung, an der alle Beteiligten zu beteiligen sind.« Die professionelle Begleitung kann nicht nur von einzelnen Fachexperten umgesetzt werden, sondern muss eingebettet sein in ein multiprofessionell orientiertes organisationales Netz, das der Palliativen Fallbesprechung zugrunde liegt.

Hospizarbeit und Palliativversorgung in den Institutionen erfordern eine Organisationsstruktur sowie eine ethisch-reflexive Diskussionskultur (in Bezug auf die Reflexion der organisatorischen Bedingungen sowie der ethischen Fragestellungen in Bezug auf die Bewohner), die ermöglicht, über diese existentiellen Fragen in Offenheit zu sprechen und vor diesem Hintergrund die gegebenen Versorgungskonzepte kontinuierlich weiterzuentwickeln (Schwermann et al. 2012, S. 285).

Neben der Fachlichkeit aller Beteiligten sowie einer ökonomischen Betrachtung der Mittelverwendung ist für die Entwicklung einer palliativ ausgerichteten Organisationskultur wesentlich, dass sie eine kontinuierliche Reflexion der Haltungen, Kompetenzen, des Qualitätsverständnisses und aufgestellter Erfolgskriterien umsetzt (DGP und DHPV 2012, S. 12). Hierzu gehört ein Aushalten, ein Abstandnehmen von der Aktion, dem Eifer, standardisiert alles unter Kontrolle zu bringen und Leiden eliminieren zu wollen. Dies ist häufig geprägt durch enorme Kontrollvisitationen externer Institutionen (zum Beispiel den Medizinischen Dienst der Krankenkassen in Form der Transparenzprüfungen, die Heimaufsicht oder das Gesundheitsamt).

Gefordert ist die Unterstützung der Interaktion mit dem Betroffenen und seinen Zugehörigen, um gemeinsam mit ihnen entsprechend der individuellen Beurteilung des realen Zustands auf der Grundlage vorhandener Ressourcen, Perspektiven und Probleme die Behandlungs- und Versorgungsgestaltung individuell auszuhandeln. Heller und Krobath (2010, S. 63) sehen in dem Auftrag der Organisationsethik den Anspruch vertreten, dass sie den Prozess des Umgangs mit ethischen Fragen moderiert und organisiert. Hierdurch können Haltungen, Interessen, aber auch Positionen von Menschen, die mit einer konkreten Situation fachlich, menschlich, sozial und ethisch betroffen sind, ergebnisoffen bearbeitet werden. Zu den »kollektiven Reflexionen« (ebd.), die nach Ansicht der Autoren jede Organisation benötigt, gehören Fragestellungen zum Umgang des Arbeitens und Miteinander-Umgehens, die Versorgung (Behandlung und Begleitung) der Patienten/Bewohner und ihrer An- und Zugehörigen, aber auch die gesteckten Unternehmensziele bzw. Erfolgskriterien. Wird kein Raum für die kollektive Reflexion zur Verfügung gestellt, dann gerät die Organisation aus dem Gleichgewicht.

»Organisationsethik ist Differenzsetzung zum Alltag, zu seinen Routinen, zu sozialtechnologischen und ökonomischen Sachzwängen. Sie macht eine Differenz zu Entwicklungstendenzen, die Unbehagen, Irritation, Kritik provozieren, auf. Organisationsethik nimmt die Frage nach dem Guten im Kontext der Widersprüche von Organisationen und Prozessen ernst« (Heller und Krobath 2010, S. 63).

Grundlage hierfür ist der »Runde Tisch«, als Instrument zur Förderung einer kontinuierlichen grenzüberschreitenden, interprofessionellen, organisations- und kontextübergreifenden Kommunikation. Der Runde Tisch ist das Bild, die Grundlage für ein Aushandeln und Prozesse der Verständigung mit den Betroffenen und ihren Zugehörigen – sofern sie dieses können und wollen (DGP und DHPV 2012, S. 12).

Ein weiteres Instrument, um organisationale Reflexionsprozesse zu fördern, sind ethische und Palliative Fallbesprechungen. Diese finden unter Beteiligung aller Begleiter (in einigen Fällen die Bezugspersonen und Ehrenamtlichen und auf jeden Fall die beteiligten Professionen) in der Institution statt und werden von einem fachkundigen Moderator geleitet. Der Moderator kann extern bestellt werden oder intern entsprechend qualifiziert werden. Es gibt bereits Studiengänge, die zur Durchführung einer qualifizierten Moderation befähigen. Es besteht aber auch die Möglichkeit, an Moderatorenschulungen teilzunehmen.

Des Weiteren können rückblickende Fallbesprechungen dazu dienen, reflexiv die Erfahrungen im Umgang des Arbeitens und Miteinander-Umgehens, die Versorgung (Behandlung und Begleitung) der Bewohner und ihrer An- und Zugehörigen, aber auch die gesteckten Ziele der Palliativversorgung zu bearbeiten. Dies kann in Form von Ethikforen oder Ethikcafés (Kostrzewa und Gerhard 2010, S. 208) oder im Rahmen der Teambesprechung nach dem Versterben eines Bewohners anhand des Liverpool Care Pathway (Nauck et al. 2012, S. 1265) umgesetzt werden.

Eine mehr die individuellen Verarbeitungsprozesse betreffende organisationale Reflexion ist das »Abschiedsritual im Team« (Alsheimer 2012). Hier wird in drei Phasen (Rückbesinnung, Höhepunkt und Neuanbindung) im Team im Rahmen einer reflexiven Fallbesprechung die Verarbeitung schwieriger oder irritierender Momente angeleitet, guter Momente erinnert und evtl. vorhandene (Über-)Ansprüche an sich selbst ausgesprochen und manches Mal auch »gezähmt« und abschließend eine Neuorientierung in den Alltag angeregt. In diesem Ritual werden die Aussagen nicht gewertet und ausschließlich eine Perspektivverschränkung (Siebert 2000, S. 121-125) gefördert. Implementierung von Hospizkultur und Palliativkompetenz kann hervorbringen, dass neben Palliativer Fallbesprechung und anderen Maßnahmen auch eine Abschiedskultur im Team etabliert bzw. erweitert werden soll.

Die Erweiterung der beruflichen Handlungskompetenz für die Mitglieder des multiprofessionellen Teams durch die Einführung von Palliative Care kann überhaupt nur umgesetzt werden, wenn sich die Institution der Palliative-Care-Philosophie öffnet und gemeinsam mit allen beteiligten Berufsgruppen ein Konzept für die Umsetzung von Palliative Care entwickelt. Dazu bedarf es ebenfalls qualifizierter Leitungskräfte, die entsprechende Team-, Organisations- und Personalentwicklungsprozesse in den Mittelpunkt ihres Führungsverständnisses legen.

Im Grundsatzpapier von DGP und DHPV (2012, S. 14) ist der Anspruch aufgeführt, dass z. B. im Kontext von Alten- und Pflegeheimen Wohnbereichsleitungen sowie weitere Pflegende qualifiziert sein sollten, um eine adäquate allgemeine Palliativversorgung zu gewährleisten. »Sie nehmen damit neben der kompetenten Versorgung der betroffenen Bewohner eine wichtige Multiplikatorenfunktion ein und beraten die Pflegeteams in den Wohnbereichen in palliativen bzw. hospizlichen Fragestellungen.« (ebd.) Es sollten auch mehrere Pflegekräfte eines Wohnbereichs die Weiterbildung besucht haben. Brysch (2015, S. 34) fordert einen Anteil von 10 % der Pflegekräfte mit Weiterbildung als Verpflichtung für die Institution. Gemeinsam lassen sich einfacher Qualitätsziele für eine bewohnerzentrierte Palliativversorgung einfordern.

»Der theoretische Hintergrund dazu ist nur die Basis, auf der Pflegekräfte moralisch und ethisch vertretbare Handlungsmöglichkeiten finden können. Die Verbesserung von Strukturen und Konzepten in den Praxiseinrichtungen, die Förderung entsprechender Kompetenzen und die Wertschätzung der Mitarbeiter und zu pflegenden Menschen sind jedoch auch ausschlaggebend dafür, dass ein Nährboden entstehen kann, auf dem moralische Sensibilisierung, die Auseinandersetzung mit dem Selbstverständnis und ein menschenwürdiger Umgang wachsen können« (Menke 2005, S. 323).

Im Rahmen von Palliativer Fallbesprechung, kollegialer Beratung oder Praxisberatung (Schmidt 2009, S. 139; Johns 2013, S. 37) kann die Arbeit, aber auch das eigene Erleben reflektiert, in einem geleiten Coaching oder der Supervision können Deutungsmuster wahrgenommen werden, die eine »Rekonstruktion von Emotionsmustern« bei einer guten erwachsenenpädagogisch geschulten Leitung ermöglichen.

Mit diesen Ausführungen soll deutlich werden, dass die Implementierung Palliativer Fallbesprechung in einen größeren Kontext eingebettet sein und Organisationsentwicklung stattfinden muss – es geht nicht nur um die praktische Umsetzung, sondern auch um Aspekte wie Datenschutz (▸ Kap. 4.3), Voraussetzungen und notwendige Maßnahmen zur Befähigung der Moderatoren (▸ Kap. 5.2) sowie vor allem um konzeptionelle Maßnahmen zur Integration Palliativer Fallbesprechung in das gesamte Begleitungs- und Versorgungskonzept der Einrichtung. Dazu gehört unter anderem, Chancen und Grenzen jedweder Art wahrzunehmen und zu gestalten sowie Rahmenbedingungen zu schaffen, welche z. B. zeitliche Ressourcen und Aufgaben des Personals oder interprofessionelle Kommunikation betreffen. Wie in der ethischen Fallbesprechung auch geht es um einen Raum, Handlungsansätze bzw. Entscheidungen herbeizuführen, denn »[b]elastend für alle Beteiligten ist es, wenn nichts entschieden wird. Wenn Entscheidungen aufgeschoben, verweigert, verhindert oder solange wegdelegiert werden, bis es nichts mehr zu entscheiden gilt« (Mäule 2016, S. 226). Gerade in Situationen, in denen unklar ist, ob und wie sich der gesundheitliche Zustand, das Wohlbefinden (well-being) und die subjektive Lebensqualität des begleiteten Menschen verändert, kommt es zu unterschiedlichen Wahrnehmungen und Einschätzungen zwischen den unmittelbar und mittelbar Beteiligten. Häufig werden dann unterschiedliche, mitunter gar widersprüchliche Angebote zu Behandlung und Begleitung gemacht oder nötige Entscheidungen nicht getroffen. Belastend können auch nicht getroffene Entscheidungen sein, die keinen ethischen Bezug haben. Auch in solchen Situationen bedarf es einer Fallbesprechung, die explizit der palliativen Situation und Sorge (»care«, vgl. Heller 2012, S. 21) gilt. Konsequent beschreibt Mäule die Organisation guter Entscheidungen als Managementaufgabe. Es geht darum, »entsprechende Diskurs- und Kommunikationsarchitekturen zu gestalten, die den offenen Austausch über unterschiedlich Wahrgenommenes ermöglichen« (Mäule 2016, S. 227).

Zur Gestaltung dieser Architekturen durch das Management gehören mehrere Schritte innerhalb der Einrichtung wie beispielsweise

- begründete, konzeptionell verfasste Entscheidung für die Implementierung Palliativer Fallbesprechung, die beispielsweise enthalten kann:
  - Ist-Situation: Was genau, welche Erfahrungen, welche Eindrücke, welche Situationen geben Anlass, über die Implementierung Palliativer Fallbesprechung nachzudenken? Gibt es Patienten- bzw. Bewohnerbeispiele? Gibt es Beispiele aus dem Arbeitsalltag der Mitarbeiterschaft? Gibt es situations- oder mitarbeiterbezogene Anlässe (▸ Kap. 4.2), welche die Verankerung Palliativer Fallbesprechung im Begleitungs- und Versorgungskonzept der Einrichtung begründen? Gibt es bereits eine bestehende Hospizkultur und Palliativkompetenz in der Einrichtung oder Maßnahmen / ein Projekt der Implementierung von Hospizkultur und Palliativkompetenz, ggf. inkl. der Implementierung von gesundheitlicher Versorgungsplanung nach §132g SGB V bzw. was ist das bestehende Fundament (Projekte, aber auch Kompetenzen, Angebote, Kooperationen, ...) bezüglich Hospizarbeit und Palliative

Care in der Einrichtung, an das die Palliative Fallbesprechung angedockt werden kann?
  - Zielperspektive: Welcher Bedarf genau soll erfüllt werden? Welche Veränderungen, Ergänzungen für die in der Ist-Situation benannten Auslöser sollen erreicht werden – für die Patienten bzw. Bewohner, für die Mitarbeiter, für das Team, für die gesamte Einrichtung? Gibt es andere Ziele (▸ Kap. 4.4), die wichtig sind?
- Sicherstellung der Verantwortung und des Engagements aller Leitungsverantwortlichen
- Klärung und Bereitstellung der zeitlichen, finanziellen und personellen Ressourcen für den Implementierungsprozess wie auch langfristig für die Durchführung der Palliativen Fallbesprechungen
- Maßnahmen der Rückkoppelung des Implementierungsvorhabens und des Instruments an die Mitarbeiterschaft (Informations- und Bildungsbedarf sowie Klärung von Verantwortlichkeiten nach innen)
- Reflexion und ggf. Veränderung bestehender Organisations- und Kommunikationsabläufe
- Klärung der Moderation einschließlich Erwartungen, Voraussetzungen, Qualifizierungsbedarf (▸ Kap. 5)
- Einbezug relevanter externer Partner und Betroffener (Kooperationspartner, Patienten bzw. Bewohner, Angehörige, Bevollmächtigte) (Informations- und Kooperationsbedarf nach außen)
- Formulierung von Evaluationsmöglichkeiten zur Überprüfung der Effizienz der Palliativen Fallbesprechung und Generierung von Verbesserungsmöglichkeiten

Dass Aufbau und Integration neuer Angebote nicht nur eine Frage von Gewinnung und Qualifizierung von Personal ist, sondern stets die gesamte Organisation betreffen und daher mittels Organisationsentwicklung einen Verankerungsprozess in der Einrichtung erfordern, wird zunehmend als Voraussetzung erkannt. Ein aktuelles Beispiel dafür ist auch der Aufbau gesundheitlicher Versorgungsplanung nach §132g SGB V in stationären Pflegeeinrichtungen oder Einrichtungen der Eingliederungshilfe für Menschen mit Behinderung. Konkret heißt es in der dazugehörigen Vereinbarung über Inhalte und Anforderungen der gesundheitlichen Versorgungsplanung für die letzte Lebensphase: »Die Etablierung […] setzt einen Organisationsentwicklungsprozess in den Einrichtungen voraus. Hierbei geht es um die Einbindung […] in die Strukturen und Prozesse der Einrichtung« (Vereinbarung 2017, Präambel). Konkret wird ausgeführt, dass es wichtig ist, die gesundheitliche Versorgungsplanung, zu der Fallbesprechung gehört, »in die Gesamtstruktur und konzeptionelle Ausrichtung der Einrichtung einzubinden. [Sie] ist auch ein Bestandteil zur (Weiter-)Entwicklung der Hospiz- und Palliativkultur innerhalb der Einrichtung« (Vereinbarung 2017, §7 Abs. 1).

Implementierung und Organisationsentwicklung sind allerdings Themenfelder, deren Grundlagen und Abläufe eigens zu behandeln sind. Hierfür sei auf Fachliteratur wie auch auf die Expertise von Fachpersonen verwiesen. Konkretere Einblicke in einzelne Palliative Fallbesprechungen geben die restrospektiven Einschätzungen der Fallbeispiele (▸ Kap. 6), die zunächst losgelöst und ohne Implementierungsmaßnahmen durchgeführt wurden zum Zwecke der Aufbereitung für dieses Buch und die daher auch den Bedarf an einer konzeptionellen Verankerung in der Einrichtung offenlegen.

5 Moderation

5.1 Grundverständnis, Ziel und Aufgabe

»Die Zunahme der Handlungsmöglichkeiten im Gesundheitswesen hat auch die Komplexität der Entscheidungssituation erhöht. Um der daraus folgenden Komplexität im Entscheidungsfindungsprozess gerecht zu werden, bedarf es des interdisziplinären Zusammenwirkens der verschiedenen Akteure im Gesundheitswesen – was etwas grundsätzlich anderes ist, als tugendhaftes Verhalten der einzelnen Fachpersonen« (Baumann-Hölzle und Arn 2009, S. 10-11). Palliative Fallbesprechungen setzen interprofessionelle Zusammenarbeit und die Bereitschaft zum Austausch zwischen beteiligten Berufsgruppen und Begleitenden voraus. Um eine Beratung »auf Augenhöhe« zu gewährleisten, ist es notwendig, die Gesprächsleitung an eine Person zu delegieren, die sowohl über die Einhaltung von Regeln als auch die Verfolgung des Gesprächsablaufs wacht. Der Moderator einer Fallbesprechung hat zum Ziel, das interdisziplinäre Team an eine gemeinsame, prozesshafte Entscheidungsfindung zum Wohle und Nutzen des Patienten, mittels strukturierter Hilfen heranzuführen. Denn frei nach der Kantischen Annahme verfügt jeder Mensch, ohne dass man ihn besonders belehren muss, schon über Moralität (Rabe 2009, S. 84).

Der Moderator entscheidet also nicht über »moralisch falsch« oder »richtig«, sondern verhilft der Gruppe eine Position zu finden, die am Ende sowohl Konsens als auch Dissens zum Ergebnis haben kann. Folglich nimmt der Moderator selbst eine neutrale, nicht bewertende Position ein. Er soll helfen, Argumente und Perspektiven zu klären, so dass das Team entscheidungsfähig wird. Er unterstützt das Team dahingehend, dass jeder seine eigene Sichtweise darstellen kann und die vorgebrachten Argumente grundsätzlich gleichwertig behandelt werden (hierarchieunabhängig). Ein entscheidender Faktor für die Einübung von Argumentationsfähigkeit ist es, die Teilnehmer zum eigenständigen Formulieren und Begründen anzuregen (Rabe 2009, S. 84). Durch diese Förderung der Kommunikation und der Kooperation aller Beteiligten trägt der Moderator zur Wahrnehmung anderer Sichtweisen bei und ermöglicht eine Perspektivverschränkung.

Auf organisatorischer Ebene sorgt er dafür, dass die Zeit eingehalten wird bspw. durch den Verweis beim Thema zu bleiben. Des Weiteren achtet er auf die Reihenfolge der Meldungen und das Einhalten allgemeiner Gesprächsregeln. Mit einer strukturierten Hilfe (Leitfaden, Modell, Konzept etc.) bietet er Orientierung und einen sinnvollen, kriteriengeleiteten Ablauf. Rabe weist hierbei darauf hin, dass ein Modell den Diskussionsprozess strukturieren und unterstützen soll, aber nicht regieren. Ihr sei Offenheit für Unerwartetes wichtig (Rabe 2009, S. 156). Dies muss nicht zwangsläufig im Gegensatz zu der von Kostrzewa und Gerhard (2010, S. 208) geforderten klaren Linie und der kontinuierlich eingehaltenen Moderationsmethode stehen.

»Die ethische Reflexion soll gewährleisten, dass Pflegende sich nicht durch die normative Kraft des Faktischen von einer sensiblen Problemwahrnehmung abhalten lassen und dass sie auf Distanz zu den täglichen ›Sachzwängen‹ gehen können« (Rabe 2009, S. 156). Übertragen auf die Palliative Fallbesprechung bedeutet dies: Die Moderation hat die Aufgabe, durch die gesamte Fallbesprechung zu führen und für die Einhaltung des Ablaufs und des Zeitrahmens Sorge zu tragen. Auf organisatorischer Ebene sorgt sie dafür, dass die Zeit eingehalten wird bspw. durch den Verweis beim Thema zu bleiben. Des Weiteren achtet sie auf die Reihenfolge der Meldungen und das Einhalten allgemeiner Gesprächsregeln.

Es ist wichtig, dass der Moderator für die Einhaltung mehrerer Aspekte Sorge trägt

auf der strukturellen Ebene:

- Die Fallbesprechung bleibt in der vorgesehenen Zeit.
- Es kommen auch jene zu Wort, die tendenziell zurückhaltend sind.
- Der gesamte Ablauf sowie die Systematik innerhalb der Faktensammlung werden eingehalten.
- Die Vertraulichkeit ist sichergestellt. Alle Beteiligten einigen sich, mit den besprochenen Informationen verschwiegen umzugehen und Datenschutz zu gewährleisten.

auf der inhaltlichen Ebene:

- Die Diskretion ist gewahrt.
- Die Fragen innerhalb eines jeden Bereichs bleiben so offen wie möglich.

- Die Teilnehmenden schärfen ihren Blick auf ihre konkrete Zuständigkeit.
- Alle Antworten in der Faktensammlung bleiben auf der Ebene des Erkennens und enthalten keine Wertung.
- Mit Widersprüchen wird ein guter Umgang gepflegt.
- Die Verantwortlichen der vier Bereiche bringen nicht nur Nöte und Defizite des Patienten / Bewohners ein, sondern auch Bedürfnisse, Ressourcen, Hoffnungen, Wünsche – all das, was für den Versorgungs- bzw. Begleitungsansatz weiterführend ist.
- Nach dem Sammeln aller Erkenntnisse am Flipchart in allen vier Bereichen werden z. B. die (aus Patienten-/Bewohnersicht) Nöte rot, Ressourcen grün, Vermutungen gelb markiert.

Die Kunst der Moderation ist es, Fragen zu stellen, die den Diskurs anregen und voranbringen. Dabei gibt es zwei Arten von Fragen:

- Es gibt Fragen, deren Antworten bei nahezu allen Patienten bzw. Bewohnern relevant sind. (Beispiele sind: Fragen nach Alter, Diagnose, Beruf, Lebenssituation etc.)
- Individuelle Fragen werden durch die Sammlung von Informationen generiert und treffen nur auf diesen konkreten Patienten bzw. Bewohner zu. (Beispiel: Bei einer Frage zum psychischen Bereich wird transparent, dass kein Lebenswille mehr vorhanden ist. Im sozialen Bereich stellt sich bei der Frage nach früheren Hobbys heraus, dass der Bewohner leidenschaftlicher Jäger war. Der Moderator könnte hier die Frage anschließen, ob etwas über den Besitz von Schusswaffen bekannt ist.)

Wenn die Handlungsansätze deutlich geworden sind und Aufgaben verteilt werden, sollte in der Moderation beachtet werden: Nicht eine Person ist für alles zuständig. Es ist auch nicht das Ziel, dass alles oder vieles an einer Berufsgruppe verankert wird. Es kann sein, dass etwas als wichtig erachtet wird, aber keine Ressourcen dafür da sind, zumindest nicht auf die lange Sicht. Der Handlungsauftrag ist grundsätzlich auch vor dem Hintergrund der personellen Ressourcen zu denken. Vielleicht mündet ein »Mehr« an Arbeit, falls dem mittelfristig so sein sollte, in einer Dokumentation dieses Zusatzaufwandes und schließlich in einer konkreten Benennung dessen, was es an zusätzlichem Personal bräuchte, um im erforderlichen Rahmen palliativ arbeiten zu können.

5.2 Voraussetzungen

Folgende Kompetenzen sollte ein Moderator mitbringen
Wissen:

- Kenntnisse über die Einrichtung bzw. des grundlegenden Versorgungs- und Begleitungsauftrages der Einrichtung bilden eine wichtige Basis, weil diese den Rahmen für den in der Fallbesprechung gesuchten Handlungsansatz bildet
- Grundlagenwissen bzw. Berufserfahrung in Hospizarbeit und Palliative Care sind eine Voraussetzung, um die Fragen und Antworten zielorientiert zu steuern
- Grundlagenwissen über Moderation sind selbsterklärend.

Fertigkeiten:

- Erfahrungen bzw. eine Art von Qualifizierung in Moderation
- Instrument der Palliativen Fallbesprechung einschließlich seiner Systematik muss bekannt und anwendbar sein
- wertschätzende Kommunikation im Team und im Umgang mit anderen
- Benennung, Beobachtung und Beachtung fairer Diskursbedingungen
- (Aktives) Zuhören, aktives Zuhören bei sich selbst und bei TN einfordern
- Kooperation fördern
- Kommunikation fördern und zurückhaltende Teilnehmer ermutigen
- zusammenfassen
- angemessene Sprache (z. B. wohlüberlegtes, berechtigtes Ablehnen vs. Nahrungsverweigerung)
- Zeitmanagement
- Strukturierung der Beiträge und des gesamten Fallbesprechungsprozesses
- Einfordern, dass Meinungen und Stellungnahmen immer begründet werden (Nachvollziehbarkeit)
- keine Pauschalurteile, sondern konkrete Aussagen
- Unklarheiten erfragen

Haltung:

- Fallbesprechung verlangt Neutralität hinsichtlich der zu klärenden Patienten- bzw. Bewohnersituation
- Interesse, Wertschätzung und Fairness gegenüber allen Beteiligten und allen Äußerungen sind grundlegend.

Die detaillierten Handlungskompetenzen für Moderatoren Palliativer Fallbesprechung, die sich in Sozial-, Methoden-, Selbst- und Fachkompetenz aufschlüsseln, wurden im Rahmen einer qualitativen Forschungsarbeit von Christoph Bertels ausführlich erarbeitet (Gratz et al. 2018; vgl. auch »Instrument zur Selbst- und Fremdreflexion einer durchgeführten Ethik-Moderation in: Mäule 2016, S. 243-247). Grundsätzlich ist für die Moderation wichtig, systematisch durch die Fallbesprechung zu führen und die wichtigsten Fragen ins Gespräch zu bringen. Gut ist als Moderator auch jemand, der den Patienten bzw. Bewohner nicht oder nicht gut kennt. Jene, die den Patienten bzw. Bewohner kennen, laufen Gefahr, wichtige Aspekte nicht ins Gespräch zu bringen, weil sie selbstverständlich und bekannt erscheinen. Falls die Moderation jemand übernimmt, der den Patienten bzw. Bewohner kennt, ist dies im Besonderen zu berücksichtigen.

Die Anforderungen an einen Moderator lassen den berechtigten Gedanken zu, ob eine Moderatorenschulung absolviert werden soll. Angesichts des erforderlichen Erfahrungs- und Kompetenzprofils ist dieser Ansatz als vorbereitende Maßnahme sinnvoll. Hier gibt es Parallelen zur ethischen Fallbesprechung (Mäule 2016, S. 231 f): um Fallbesprechung »professionell und neutral durchzuführen, bedarf es der qualifizierten Moderation.« Weiter heißt es: »Es gilt, Ethikkompetenz mit Moderationskompetenz zu verbinden. Der Moderation kommt dabei eine Schlüsselrolle zu. Sie hat das Gespräch im Rahmen des moderierten Verfahrens zu begleiten […]. Um diesen ›roten Faden‹ zu halten, ist es wichtig, dass die Ethik-Moderatoren hierfür qualifiziert sind. […] Im Mittelpunkt der Train-the-Trainer-Qualifizierung steht darum der praxisbezogene Erwerb ethischer Kompetenzen. Dazu gehört, dass Moderatoren ethische Fragestellungen erkennen und diese von anderen abgrenzen können. Dazu gehören Moderationstechniken und Gesprächsführung, um vielfältige

Positionen und Perspektiven aller Beteiligten einzubeziehen«. Als besonders herausfordernd hat sich in der Praxis der Durchführung Palliativer Fallbesprechung erwiesen, die vom Initiator eingebrachte Fragestellung unter Rückgriff auf Erfahrungen aus Hospizarbeit und Palliative Care zu hinterfragen und ggf. mittels kompetenter Moderation jene Fragestellung herauszuarbeiten, die für den zu lösenden Sachverhalt realistisch und zielführend ist. Im Unterschied zur ethischen Fallbesprechung lassen sich die (insbesondere für die Herausarbeitung der entscheidenden Fragestellung) erforderliche Praxiserfahrung und Fachkompetenz in Hospizarbeit und Palliative Care nicht ohne weiteres in Rahmen einer Moderatorenschulung oder einem Seminar in Hospizarbeit und Palliative Care vermitteln. Vielmehr ist die Berufserfahrung in einem ambulanten oder stationären Kontext mitzubringen, weshalb Grundlagenwissen bzw. Berufserfahrung in Hospizarbeit und Palliative Care als Voraussetzung, um die Fragen und Antworten zielorientiert zu steuern, oben formuliert wurde. Das Konzept der Moderatorenschulung wurde von den Autoren auf dieser Basis entwickelt.

6 Fallbeispiele

6.1 Beispiel aus der stationären Altenhilfe: Frau M.

Personelle Besetzung der palliativen Fallbesprechung

- Stellvertretender Pflegedienstleiter
- Pflegehelferin
- Betreuungsassistentin
- Sozialpädagogin des sozialen Dienstes

Schritt 1: Einführung in die Bewohnersituation

Die Situation ist: Lebenskrise, beginnende Demenz, Unsicherheit und Ängste im Umgang mit der Demenz, Depression, zieht sich ins Zimmer zurück – Versagensängste (Verlust von Fähigkeiten). Die Lebenssituation der Bewohnerin hat sich verändert. Ausgelöst von dieser Situation stellen sich uns Fragen für die weitere Begleitung und Versorgung, für die wir mittels Palliativer Fallbesprechung einen bewohnerspezifischen Ansatz suchen.

Die derzeitige Lebens- und Krankensituation von Frau M. lässt sich so beschreiben: Die Bewohnerin hat ein eigenes Zimmer, sie beschäftigt sich viel in ihrem Zimmer (räumt auf, sortiert, liest, notiert Dinge), sie geht regelmäßig ihre persönliche Bezugsperson besuchen, die gleichzeitig in der Einrichtung beschäftigt ist, lehnt Angebote vom Sozialdienst größtenteils ab (Gründe hierfür nach eigener Aussage der Bewohnerin: keine Zeit, sie ist beschäftigt, sie hat viel zu tun, sie hat einen Termin. Dies gibt Anlass zur Vermutung, dass die Bewohnerin Angst vor z. B. Versagen hat, z. B. Fragen nicht gut beantworten kann). Zu den Mahlzeiten hält sie sich im Wohnbereich auf und nimmt dort Kontakt zu anderen Bewohnern auf (kurze Gespräche mit Bewohnern und auch Mitarbeitern)

Krankheitsbilder: entgleiste art. Hypertonie, Zustand nach aneurysma spurium, paroxymales Vorhofflimmern, Marklagerläsionen und SAE, chr. Niereninsuffizienz, Sinusitis, Aterioksklerose der infarenalen Aorta

Schritt 2: Formulierung der Fragestellung

Uns bewegt im Team die Frage, wie wir mit Frau M. und ihren Ängsten umgehen und sie ggf. unterstützen bzw. auffangen können? Was sind unterstützende Maßnahmen in Bezug auf ihre beginnende Demenz und die damit einhergehenden Reaktionen von Frau M.? Wie kann die Lebensqualität von Frau M. in der jetzigen Situation verbessert werden?

> Die Kernfrage der Fallbesprechung wäre daher: Wie können wir die Lebensqualität von Frau M. verbessern?

Schritt 3: Erkennen (Faktensammlung)

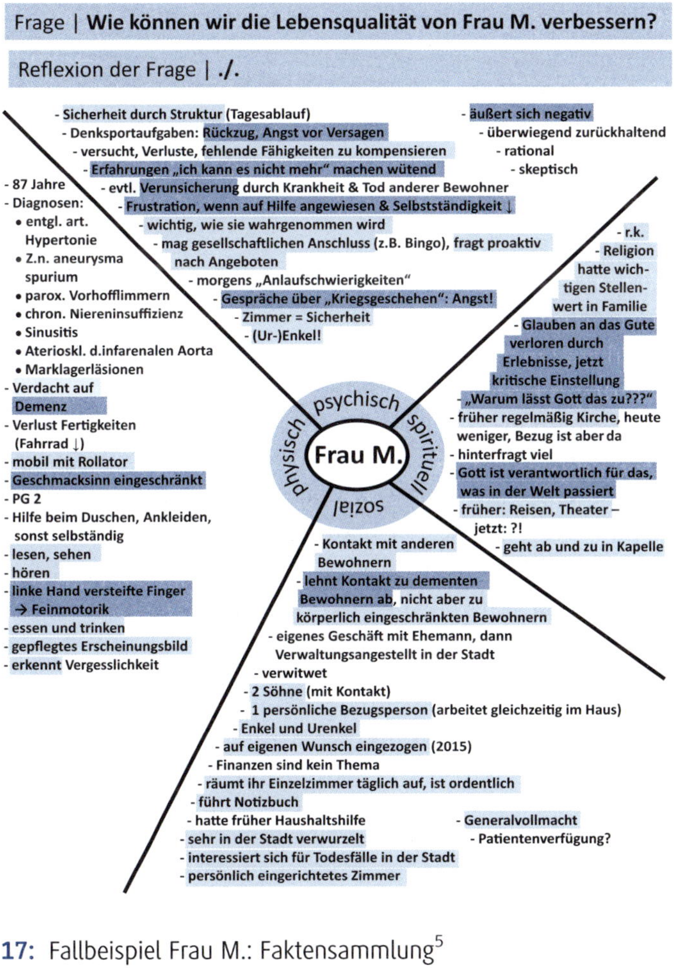

Abb. 17: Fallbeispiel Frau M.: Faktensammlung[5]

---

5 Lesbare Druckfassung für diese Publikation. Die Abbildungen 14-18 finden Sie in farbig unter den Online-Zusatzmaterialien.

Schritt 4: Reflexion der Fragestellung

Mit Blick auf die gesammelten Informationen und die damit einhergehende Diskussion scheint die Frage nach der Verbesserung der Lebensqualität nach wie vor die richtige Zielperspektive zu sein. Der tatsächliche Fokus der Frage wurde mit der ursprünglichen Frage getroffen, eine Korrektur unseres Blickwinkels ist nicht erforderlich.

Es bleibt bei der Frage: Wie können wir die Lebensqualität von Frau M. verbessern?

Schritt 5: Beurteilen (Faktenbewertung)

Einschätzung

- Sicherheitsbedürfnis
  - Körperliche Fähigkeiten
  - Psychische Herausforderungen
  - Sozialkontakte
  - einen Verantwortlichen für das Leid haben

Ein wichtiges Thema für Frau M. scheint »Sicherheit« zu sein. Diese Sicherheit könnte sich auf verschiedene Aspekte beziehen. Entscheidend scheint zu sein, das Thema Sicherheit nicht nur auf die physische Dimension zu beschränken, sondern umfassend zu betrachten, d. h. alle Aspekte von Sicherheit mit einzubeziehen, die aus der individuellen Sicht von Frau M. relevant sind. Dazu gehören die genannten vier Aspekte. Aus der Gesamtbetrachtung ergibt sich ein Ansatzpunkt, der einen Weg zur Klärung der Frage ermöglicht, wie die Lebensqualität von Frau M. verbessert werden kann.

Schritt 6: (Be-)handeln (Handlungsplanung)

Handlungsansatz
- gesunde Hand trainieren und fördern, Hilfsmittel
- gut vermitteln unter Wahrung der Selbstständigkeit, »Versagenssituation« vermeiden
- Unterstützung bei Kontakt mit Bewohnern, die ihr guttun
- Gesprächsansatz: Mitarbeiterin Frau H.

Da Frau M. noch gut kontaktfähig ist, hören und sprechen kann, ist vor der Einleitung jeglicher Maßnahmen ein Gespräch mit ihr geboten und möglich. Themen könnten sein: ihr Interesse und ihre Bereitschaft, die gesunde Hand zu stärken und zu trainieren, um ihre Sicherheit auf körperlicher Ebene zu verbessern. Aus der Faktensammlung kann abgeleitet werden, dass dieses Gespräch auf der Hervorhebung der Selbstständigkeit und der Vermeidung von Versagenssituationen basieren muss. Ebenso kann in diesem Gespräch thematisiert werden, wie Kontakte gezielt mit Bewohnern, die ihr angenehm sind, intensiviert werden können. Der erste Ansatzpunkt ist also ein Gespräch, das all diese Aspekte integriert und das Thema Sicherheit unter Bezugnahme auf die erarbeiteten Details im Fokus hat. Das Team klärt, wer dieses Gespräch führt und bereitet es inhaltlich vor.

Die retrospektive Betrachtung dieser Palliativen Fallbesprechung durch die Einrichtung führt zu dieser Einschätzung:

- Was wurde aus diesen Handlungsansätzen? Was sind die Ergebnisse?

  Zunächst wurde die Palliative Fallbesprechung im Team des Sozialen Dienstes besprochen. Es wurden das Instrument und die Anwendung erklärt. Ebenso wurden die Handlungsansätze in das Team eingebracht hinsichtlich dessen, dass erarbeitet wurde, welcher der Alltagsbegleiter ein »gutes Verhältnis« oder einen »guten Draht« zu dieser Bewohnerin hat. Es wurde sich auf eine Person geeinigt und die Herangehensweise des Gesprächs bzw. der Gespräche abgesprochen.

In Bezug auf die Teilnahme an Gruppenangeboten sind wir bei der Bewohnerin wie folgt vorgegangen: Da die Bewohnerin Gesellschaftsspiele mag und noch gut umsetzen kann, wurde sie zu den Spielen in kleiner Runde motiviert. Hieran nimmt sie je nach Tagesform gerne teil.

In Bezug auf das Denksportangebot, welches sie zuvor oft abgelehnt hat, wurde eine Umstellung der Inhalte vorgenommen (auch weil sich die Bewohnerstruktur auf dieser Etage sehr verändert hat). Hier werden jetzt »Aufgaben« angeboten, die die Bewohner in der Gruppe lösen und die sehr vereinfacht sind. Da Frau M. derzeit im Vergleich zu den anderen Bewohnern über gute Gedächtnisleistungen verfügt, kann sie in der Regel die Fragen alle schnell beantworten, sodass sie Erfolgserlebnisse hat und an Sicherheit dazu gewinnt. So nimmt sie auch häufiger wieder am Denksport teil.

Um ihre Sozialkontakte zu fördern, wurden ihre Vorlieben und Ressourcen (Rommé spielen) genutzt, um Kontakt zu zwei anderen Bewohnerinnen herzustellen. Eine dieser Bewohnerinnen wohnt bei ihr auf der Etage und das Gespräch zwischen beiden wurde begleitet, um Frau M. Sicherheit zu geben. Sie freute sich, wollte sich es doch zunächst in Ruhe überlegen.

Um das Ziel »Anschluss an das Gemeinschaftsleben« zu verfolgen, wird die Bewohnerin zu Ausflügen, Festen und Kindergartenbesuchen gezielt motiviert. Sie nahm beispielsweise die letzten beiden Male beim Kindergartenbesuch teil, sowie beim Bewohnerausflug in die St. K., in der sie aufgewachsen ist und sich auch selbstständig zurechtfindet.

- Wie wirken sich diese Handlungen und Ergebnisse aus – auf Bewohner, auf Team, in der Einrichtung?

  Wenn die Handlungsansätze für und mit dem Bewohner erreicht werden, kann die Lebensqualität des Bewohners in verschiedenen Bereichen gesteigert werden.

  In Bezug auf Frau M. ist hier erwähnenswert, dass sie mehr in das Gemeinschaftsleben des Hauses integriert ist und mehr soziale Kontakte aufgebaut hat. Ebenso wird ihre Selbstständigkeit gefördert, wodurch sie weiterhin an Sicherheit gewinnt.

  Auswirkungen bei Erreichen der Handlungsansätze auf Teamebene sind, dass dem Team neue Herangehensweisen eröffnet wurden, wie eine Steigerung der Lebensqualität aussehen kann. Die Mitarbeiter können durch den Handlungsansatz einen besseren Zugang zu der Bewohnerin bekommen (Vermeidung von Versagenssituation, Sicherheitsbedürfnis vermitteln).
- Wie wird das Instrument Palliative Fallbesprechung eingeschätzt, wie stellen sich die Vor- und Nachteile dar?

  Vorteil des Instruments ist die Verbesserung der Lebensqualität von Bewohnern (je nach Fragestellung kann ein anderes Ziel in den Mittelpunkt gerückt werden). Das Instrument wird hierbei auf den jeweiligen Bewohner individuell angepasst, wodurch der Bewohner und das Team profitieren. Das Instrument ist sehr gut gegliedert und die verschiedenen Bereiche (psychisch, physisch, sozial und spirituell) greifen ineinander über. Durch die Struktur des Instruments ist die Handhabung durch einen neutralen Moderator sehr einfach. Gewinnbringend ist der Austausch der verschiedenen Arbeitsbereiche (Pflege, Sozialer Dienst, Pflegehelfer usw.) mit wiederum unterschiedlichen Blickweisen auf den jeweiligen Bewohner. Hierdurch können mehr Ressourcen gewonnen werden. Der ressourcenorientierte Ansatz des Instruments ist einfacher bei der Umsetzung und zudem nachhaltiger. So ist das Instrument der Palliativen Fallbesprechung nicht nur für den Bewohner, sondern auch für die Mitarbeiter (im weitesten Sinne auch die Einrichtung – Implementierung eines lebensqualitätssteigernden Instruments) gewinnbringend.

Nachteile in der Anwendung des Instruments ist, dass es (zumindest anfänglich) zeitintensiv ist. Aufgrund dessen ist der Einsatz in unserem momentanen Arbeitsalltag schwierig (aufgrund der fehlenden Zeit). Einen weiteren Nachteil sehen wir im Bereich »Zuständigkeit«. Es wäre wichtig, jemanden zu bestimmen, der für den Einsatz und die Umsetzung von Handlungsansätzen mit konkreten Terminen zuständig ist. Zudem ist die Übermittlung der Ergebnisse der Handlungsansätze problematisch, da ein großer Personalstamm zu erreichen ist. Für eine nachhaltige Umsetzung müssten alle Mitarbeiter »an einem Strang ziehen« und zielorientiert (im Sinne der Fragestellung des Bewohners) arbeiten.

- Was wäre bei einer Implementierung zu bedenken?

Aus den Nachteilen ergeben sich wichtige Punkte, die bei der Implementierung des Instrumentes beachtet werden sollten. Es müsste Zeit geschaffen werden, dieses Instrument regelmäßig einsetzen zu können. Wichtig ist auch, dass ein oder mehrere Verantwortliche bestimmt werden, die für die Umsetzung der Handlungsansätze verantwortlich sind. Sinnvoll wäre hier auch die Arbeit mit Zielen und eine Festlegung der Zielüberprüfung, sodass man sich in regelmäßigen Abständen zusammensetzt und den bisherigen Verlauf reflektieren kann. Diese Reflexionsgespräche sollten nach Möglichkeit von jemandem von außerhalb der Einrichtung durchgeführt werden, um eine gewisse Neutralität zu gewährleisten. Zudem müsste vereinbart werden, wie wichtige Informationen, die in diesen Gesprächsrunden oder in der gesamten Anwendung des Instruments erarbeitet werden, an alle Mitarbeiter der Einrichtung übermittelt werden können.

6.2 Beispiel aus dem Betreuten Wohnen: Frau F.

Personelle Besetzung der Palliativen Fallbesprechung

- Einrichtungsleiterin des Betreuten Wohnens
- Pflegedienstleiter
- Leiterin und Koordinatorin der sozialen Dienste
- Mitarbeiterin des sozialen Dienstes

Schritt 1: Einführung in die Bewohnersituation

Frau F. leidet unter einer Demenz mit klareren und schlechteren Phasen. In klareren Phasen bemerkt sie die Demenz und fragt diesbezüglich viel nach bei Personal von Verwaltung, soziale Betreuung und ambulanter Pflege, was sie dagegen machen kann. Sie wirkt dann meist sehr verzweifelt. Es entstehen Situationen aufgrund der demenzbedingten Desorientierung, welche für das Personal teilweise schwer zu handhaben sind. Inzwischen ist die Lage so verändert, dass das Personal nach einer neuen Handlungsmöglichkeit sucht.

Frau F. gibt Schmerzen in der Hüfte an, zehn Minuten später weiß sie es nicht mehr oder befindet sich bereits bei einem Einkauf in der Stadt. Sie möchte Geld haben, das vom Betreuer über ein Taschengeldkonto in der Verwaltung eingeteilt wird, allerdings ist das Wochenbudget überschritten. Sie weiß nicht, dass sie bereits Geld abgeholt hat, wird laut und ausfallend, fühlt sich entmündigt und schimpft. Sie ist oft nur schwer zu beruhigen, meist geht sie säuerlich weg. Häufig kommt sie eine Stunde später wieder und fragt erneut.

Frau F. hat am Abend an der Weinrunde teilgenommen, es »etwas übertrieben« und hat am nächsten Tag Kopfschmerzen. Sie möchte dringend zum Arzt, da damals die Hirnblutung, welche zum Beginn der Demenz geführt haben soll, ebenfalls mit Kopfschmerzen anfing. Sie wird an den Vorabend erinnert, hat teilweise noch Weinflecken am Mund. Aber sie akzeptiert nur ihre Realität. Schmerzmittel reichen ihr dann nicht aus. Frau F. kauft viele Nahrungsmittel ein. Sie kauft nach Gefühl, sodass sehr viel entsorgt werden muss.

Schritt 2: Formulierung der Fragestellung

Die Kernfrage der Fallbesprechung aus Sicht des Personals lautet: Wie können wir Frau F. innerhalb der Begrenzungen besser unterstützen?

Schritt 3: Erkennen (Faktensammlung)

Lesbare Druckfassung für diese Publikation (▸ Abb. 18).

Schritt 4: Reflexion der Fragestellung

Die ursprüngliche Frage zielt auf das palliative Ziel, Lebensqualität zu verbessern und deshalb darauf, nach Maßnahmen zu suchen, die bisher nicht im Fokus waren. Die Faktensammlung führt zu einem Bild, das durchaus Ansätze bietet. Allerdings fließen auch biographisch bedingte Aspekte mit hinein, die als Begrenzung oder Gegebenheit akzeptiert werden müssen. Zum einen lässt das Gesamtbild darauf schließen, dass eine Handlungsmöglichkeit über das Thema Selbstbestimmung zu suchen

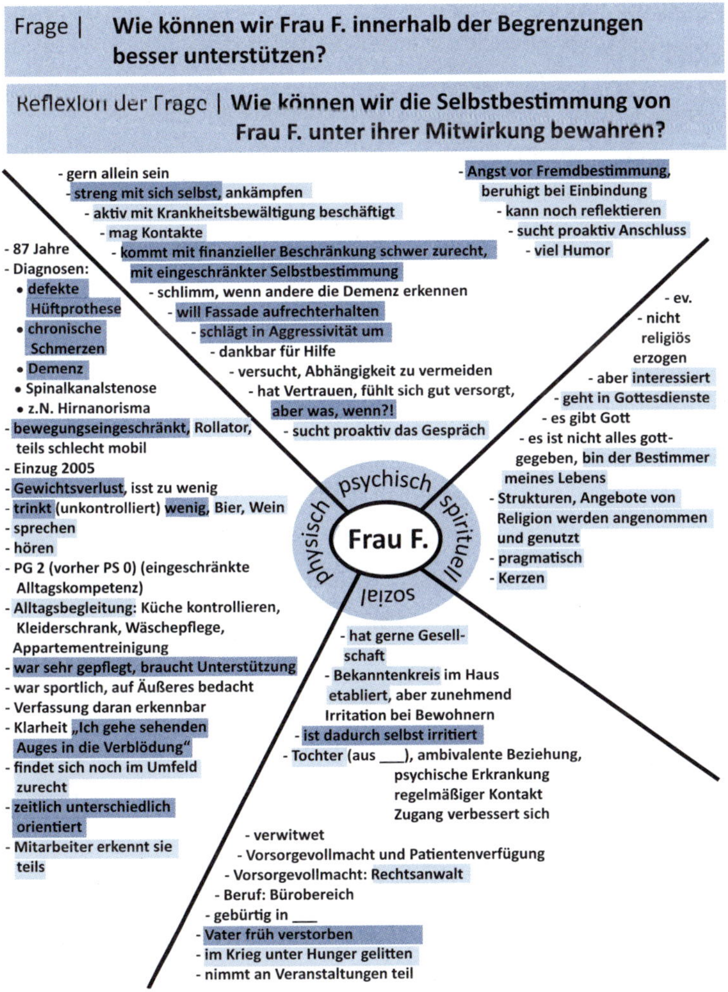

Abb. 18: Fallbeispiel Frau F.: Faktensammlung[6]

---

6 Lesbare Druckfassung für diese Publikation. Die Abbildungen 14-18 finden Sie in farbig unter den Online-Zusatzmaterialien.

ist. Zum anderen geht es nicht darum, die Handlungsansätze zu erweitern (»was können wir noch tun?«), sondern zu verändern (»was können wir anders machen?«). Für Frau F. geht es nicht um weitere Angebote, sondern um den Erhalt der Selbstbestimmung unter den gegebenen, aber auch krankheitsbedingt sich verändernden Umständen sowie um ihre aktive Einbindung. Es gibt zwar mit ihr keine Situation, in der die Mitarbeiter über sie entscheiden, sondern sie selbst entscheidet.

Realistischer und zielführender ist daher die Frage: Wie können wir die Selbstbestimmung von Frau F. unter ihrer Mitwirkung bewahren?

Schritt 5: Beurteilen (Faktenbewertung)

Mit dieser veränderten Perspektive ergibt sich diese Einschätzung:

Wie können wir die Selbstbestimmung von Frau F. unter ihrer Mitwirkung bewahren?

Einschätzung:

- Frau F. kann gut eingebunden werden!
- Situation, Rahmenbedingungen, Kommunikation, Tagesverfassung von Frau F. spielen eine Rolle
  – begrenzte Zeit qualitativ sinnvoll nutzen

Die Einbindung von Frau F. ist durch ihre demenzielle Veränderung eine Herausforderung, aber durchaus und bedingt möglich durch die grün markierten Ressourcen, Fähigkeiten, Wünsche. Diese mögen nicht in jeder Situation verfügbar sein, sind von der Tagesverfassung abhängig und könnten sich mittelfristig verändern. Aber grundsätzlich sind diese Perspektiven aktuell vorhanden. Dass sie sich auf Vorschläge einlässt, Vertrauen findet und das Gefühl hat, sie bestimmt selber, kann gefördert werden. Situationen nutzen bzw. anders ansetzen, z. B. aus pflegerischer Sicht nicht vorschnell auf ärztliche Behandlung verweisen, sondern Gespräch und Dialog stärken sowie Rahmenbedingungen schaffen bzw. verbessern sind zentrale Elemente. »Entscheidend ist, wie wir kommunizieren!« ist eine wichtige Einschätzung aus der Diskussion.

Ein Problem ernst nehmen, nicht zwischen Tür und Angel behandeln, Rahmenbedingungen schaffen (Störungen minimieren etc.) – sich Zeit nehmen bilden eine wichtige Basis. Kommunikation hat also einen entscheidenden Anteil. Begrenzende, wenig beeinflussbare Faktoren sind seitens Frau F. die Auswirkungen der Erkrankung und die Tagesverfassung sowie seitens der Mitarbeiter begrenzte Zeit. Diese Zeit aber qualitativ besser zu nutzen würde der Zielsetzung gerecht werden: »Kommunikation muss ich wollen, können und wissen, wie es geht!«, was mit Haltung, Fertigkeit, Wissen gleichermaßen zu tun hat. »Ziel ist, in der verfügbaren Zeit qualitativ sinnvoll zu kommunizieren«, ist eine konsequente Folge der Einschätzung. Kurze Antworten wie ›geht jetzt nicht, kann ich nicht‹ machen die Begleitung noch zeitaufwändiger.«

Schritt 6: (Be-)handeln (Handlungsplanung)

Handlungsansatz

- Empathie steigern
- Mitarbeiter müssen Frau F. einbeziehen – was brauchen sie dafür?
- Vorausplanung: Was wird sein, wenn…
  - mit ihr

Der Weg liegt nicht an einem Ausbau der Aktivitäten, sondern in der Vertiefung der (empathischen, kommunikativen) Kompetenzen. Dies erfordert eine Klärung mit den Mitarbeitern, dass sie Frau F. verstärkt einbeziehen, »nicht nur an, sondern noch mehr mit Frau F. arbeiten«. Die Palliative Fallbesprechung lässt an dieser Stelle offen, was die Mitarbeiter brauchen, um das umzusetzen. Dies muss gesondert thematisiert werden und ist mit dem Pfeil angedeutet.

Die Frage von Frau F. »was wird sein, wenn …« vorauszudenken ist ein konsequenter wichtiger Schritt. »Frau F. hat immer vorausgedacht. Sie hat alles in die Wege geleitet, Patientenverfügung, Rechtsanwalt, hat Betreutes Wohnen gewählt, und so weiter. Es ist das, was ihr auf der Seele brennt. ›Es kann erst einmal alles so bleiben wie es ist, und wenn es nicht mehr geht, sage ich Ihnen Bescheid‹. Sie sagt ›gut, dann verlasse ich mich darauf‹. Aber dass ich jetzt diesen Schritt mit ihr weitergehe und sage, ›dann schauen wir uns an, wie es weitergehen könnte‹ und mit ihr die Planung mache. Vielleicht kann sie die Situation, die sie aktuell hat und manchmal überkommt, besser aushalten, diese Unsicherheiten, diese Strukturen kommen immer mehr ins Wanken wie auch die Frage ›wie lange wird das so noch Bestand haben können?‹.«

Mit ihr diesen Weg zu gehen unterstützt ihren Wunsch nach Selbstbestimmung, bindet ihre Fähigkeiten (»ankämpfen«, »sich aktiv beschäftigen«, »noch reflektieren können«) mit ein und mindert ihre Ängste (»was, wenn?!«, »Ich gehe sehenden Auges in die Verblödung«). Das Vertrauen, das sie aktuell hat, jetzt noch zu nutzen, um mit ihr gemeinsam zu planen, wie es sein könnte, ist sinnvoll, ihr gleichzeitig aber auch zu sagen, dass alles so bleiben soll, wie es ist, so lange es geht. Ihr durch gemeinsames Planen zu vermitteln, dass es einen weiteren Weg gibt, wenn sich etwas verändert, greift auch »Angst vor Fremdbestimmung« und »beruhigt bei Einbindung« auf.

Die retrospektive Betrachtung dieser Palliativen Fallbesprechung durch die Einrichtung führt zu dieser Einschätzung:

- Was wurde aus diesen Handlungsansätzen? Was sind die Ergebnisse?

  Die gefundenen Handlungsansätze wurden in die Praxis umgesetzt und die Anwendung mit den Mitarbeitern besprochen. Im Praxistest zeigt sich, dass sich der Umgang mit Frau F. für die Mitarbeiter vereinfacht, wenn sie Frau F. in die Problemlösungen und Entscheidungen verstärkt einbeziehen. Frau F. reagiert offen und umgänglich auf diesen Handlungsansatz. Sie fühlt sich weniger fremdbestimmt und übergangen. Dennoch gibt es wiederkehrend Situationen, in welcher dieser Handlungsansatz und das erhöhte Maß an Empathie nicht ausreichend sind, bzw. nicht greifen. Das ist der Fall, wenn sie an einer Idee festhält und im Moment des Gespräches nicht davon abrücken will. Ein erneuter Ansatz zu einem späteren Zeitpunkt, oder ggf. durch einen anderen Mitarbeiter bietet dann die Lösung.
- Wie wirken sich diese Handlungen und Ergebnisse aus – auf Bewohner, auf Team, in der Einrichtung?

  Das Team und die Mitbewohner haben ein umfassenderes Verständnis für Frau F. und bekommen für ihr Tun von Frau F. positive Rückmeldung. Wie erwähnt fühlt sie sich respektiert und in ihrer Selbstbestimmung gestärkt. Situationen, in denen sie bisher verbal herausfordernd reagiert hat, treten weniger auf. Sie lässt sich bei gesteigertem Maß an Empathie und bei der gemeinsamen Planung/Problemlösung besser auf Kompromisse ein. Die früher potenziellen Stresssituationen für beide Seiten sind somit entschärft. Das Wissen der Mitarbeiter um Frau F.´s grundsätzlichen Willen zur Mitarbeit lässt sie selbst entspannter mit Situationen umgehen, in denen Frau F. die Mitarbeit verweigert. Sie verschieben die Gespräche oder

Terminplanungen dann auf andere Zeiten, in denen Frau F. für eine Mitarbeit offener ist.

- Wie wird das Instrument Palliative Fallbesprechung eingeschätzt, wie stellen sich die Vor- und Nachteile dar?

  Das Instrument kann sehr gut angewendet werden, da es den Menschen von der psychischen, physischen, spirituellen und sozialen Seite zeigt. Durch die gemeinsame Erarbeitung einer Palliativen Fallbesprechung mit den verschiedenen Fachbereichen der Einrichtung entsteht ein komplexeres Bild des Bewohners. Es können zusammen Problemlösungen/ Handlungsansätze gefunden und erarbeitet werden. Diese Ansätze sind durch die interdisziplinäre Einschätzung des Teams facettenreicher und veranschaulichen den verschiedenen Bereichsmitarbeitern, wo für den jeweils anderen Bereich Probleme oder Grenzen, aber auch Möglichkeiten sind. Somit hat die Fallbesprechung auch den Vorteil, dass die Mitarbeiter die Probleme und Handlungsansätze der jeweils anderen Bereiche verstehen und auch lernen, interdisziplinärer zu denken und zu arbeiten. Diese Synergieeffekte zu erfahren ist wichtig, da der organisatorische Zeitaufwand – zumindest anfänglich – nicht unerheblich ist und das Prozedere geübt werden muss.

- Was wäre bei einer Implementierung zu bedenken?

  Es sollten alle Fachbereiche bei einer Besprechung dabei sein, wenn möglich und erforderlich auch der Hausarzt oder Angehörige. Der Zeitrahmen muss entsprechend gesetzt werden, die Erarbeitung der Handlungsansätze benötigt eine gewisse Zeit, zumindest anfänglich. Es muss klar sein, dass jeder sich einbringen darf und sollte, dass es kein richtig und falsch gibt. Die Handlungsansätze sollten nach einer gewissen Zeit evaluiert werden, eine erneute Anpassung der Ansätze ist evtl. durchzuführen. Es muss auch akzeptiert werden, wenn gewisse Problemlagen nicht gelöst werden können oder vielleicht »nur« leicht verbessert werden können.

- Weitere Ergänzungen:
  Gesprächsführung und allgemeine Kommunikationsschulung ist für die Kommunikation der Mitarbeiter untereinander und für die Gespräche mit dem Bewohner notwendig. Vielleicht macht es auch Sinn, »Spielsituationen« zu schaffen, um dem Mitarbeiter das Erleben der Bewohner näher zu bringen. Eine Implementierung ist nur möglich, wenn die Geschäftsführung den Einsatz des Instrumentes befürwortet, die notwendigen Mittel (finanziell und zeitlich) zur Verfügung stellt und den verantwortlichen Mitarbeitern die positiven Aspekte des Ansatzes deutlich werden.

6.3 Fazit und Ausblick

Diese Beispiele sind reale Fälle, allerdings wurden sie zum Zwecke dieses Buches wie auch außerhalb von Implementierungsvorhaben durchgeführt und auf komplexe Situationen verzichtet. Sie lassen daher ein paar wichtige Details vermissen angesichts der besonderen Umstände (Videoaufzeichnung, Datenschutz). Manche Aspekte sind nur selbsterklärend für die Teilnehmer der Fallbesprechung. Deshalb geben die Beispiele nur rudimentär Einblicke in die Möglichkeiten dieses Instruments. Sie sind anonymisiert, jegliche Gemeinsamkeiten mit Personen sind zufällig.

Informationen, die den Status »Verdacht« oder »Vermutung« haben, sind besonders sensibel zu behandeln. Die Erfahrung hat gezeigt, dass diese Aspekte, die i. d. R. mit Klärungsbedarf verbunden sind, Einschätzungen sind betreffend

- Diagnosen: z. B. Verdacht auf Demenz → in Abgrenzung zu Formen von Verwirrtheit, Vergesslichkeit
- Psychische Verfasstheit: Verdacht auf Depression → in Abgrenzung zu Trauer, Melancholie, Niedergeschlagenheit, psychische Verstimmung

Es ist bei der Beurteilung der Sachlage wichtig, Vermutungen als solche zu nennen, sodann hervorzuheben und (fachärztlichen) Klärungsbedarf patienten- bzw. bewohnerbezogen wie auch bedarfs- und zielorientiert einzuschätzen und ggf. herbeizuführen.

Das besondere Merkmal einer Palliativen Fallbesprechung ist der strukturierte Ablauf, der konzeptionell und pragmatisch das Vier-Dimensionen-Konzept von Total Pain bzw. Palliative Care in Kommunikation umsetzt. Auf diese Weise ist es möglich, offensichtliche und verborgene Belastungen auf Seiten des Patienten bzw. Bewohners wahrzunehmen und einzuordnen, Bedürfnisse zu identifizieren und vorhandene Ressourcen zu erkennen und einzubeziehen. Ebenso ist es möglich, den eigenen Zuständigkeitsbereich genauer zu bestimmen, die Zuständigkeit anderer Beteiligter zu respektieren und dennoch das ›Ganze‹ im Blick zu haben. Häufig haben die einzelnen Mitarbeiter vor der Palliativen Fallbesprechung nur ein (je eigenes) Fragment dieses Bildes und richten ihr Handeln auf Basis ihres Wissens über den Patienten bzw. Bewohner entsprechend aus. Nicht nur ein umfassenderes, sondern nahezu dasselbe Bild zu haben wie die Kollegen wirkt sich positiv auf das eigene Handeln wie auch auf die interprofessionelle Zusammenarbeit aus und fördert den patientenzentrierten Ansatz von Palliative Care.

Absprachen und konkrete Handlungsaufträge werden im Team besprochen. Eine eingangs nur vorläufig formulierte Fragestellung wird so im Verlauf der Fallbesprechung situationsgenau und patienten- bzw. bewohnerorientiert überprüft und modifiziert. Im optimalen Fall klärt sich die palliative Situation und sind Maßnahmen zur Verbesserung der Lebensqualität erkennbar und umsetzbar. Entscheidend gehört zur Palliativen Fallbesprechung, dass zu gegebener Zeit auf dieses Gesamtbild zurückgegriffen werden kann. Es kann aktualisiert werden und ohne weitere Fallbesprechung hilfreich sein, in veränderten Situationen neue Handlungsansätze im interprofessionellen Team zu vereinbaren.

Einzelne Handlungen sind auf diese Weise weniger intuitiv und situationsabhängig. Vielmehr sind sie eingebettet in ein abgestimmtes und gesamtplanerisches Handeln, das der Dokumentation und Evaluation innerhalb regelgeleiteter Kommunikationsstrukturen unterliegt und in Kooperationen bzw. in der vernetzten Arbeitsstruktur eingebracht werden kann.

Zu den positiven Effekten einer Palliativen Fallbesprechung gehört – aus Organisationsperspektive – die gegenseitige Schulung der Teilnehmenden durch die Gewährung von Einblick in professionsspezifische Kompetenzen und Handlungsformen. Fast nebenbei trainieren die Teilnehmer den ganzheitlichen Ansatz von Palliative Care durch Berücksichtigung aller vier Ebenen von total pain und total care. Nicht zuletzt erleben sich die Teilnehmer als Team, das fähig ist, mit Dissens umzugehen und dennoch nach einer gemeinsamen Fragestellung und einem gemeinsamen Handlungsansatz zu suchen. Interprofessionalität wird gefördert und zur gelebten Praxis.

Im Sinne einer lernenden Organisation wird durch die Umsetzung der Palliativen Fallbesprechung deutlich, wie dieses Instrument die Reflexion der Mitarbeiter fördert, welche palliativen Kompetenzen bereits ausgebildet sind und welcher Fort- und Weiterbildungsbedarf besteht, wo die Mitarbeiter an ihre Grenzen stoßen und durch welche Potenziale sie Unterstützung erhalten (können).

Die deutlich gewordenen Vorteile dieses Instrumentes fördern schließlich die Intentionen der gesundheitlichen Versorgungsplanung nach §132g SGB V (▸ Anhang 4). Sie sind in diesem Sinne lösungsorientiert, aber ermöglichen ebenso präventive Effekte.

Literatur

AK Patientenverfügungen am Klinikum der Universität München unter der Leitung von Jacobs P, Jox R, Weber J (Hg.) (2013) Leitlinie zur Frage der Therapieziel-Änderung bei schwerstkranken Patienten und zum Umgang mit Patientenverfügungen – Langfassung. 3. Überarbeitete Version. www.ethikkomitee.de/downloads/muenchner-leitlinie-v3-2013-langfassung-cd.pdf, Zugriff am 8.6.2017

Alsheimer M (2012) Rituale in der Begleitung entwickeln und gestalten. In: Fuchs C, Gabriel H, Raischl J, Steil H, Wohlleben U (Hg.) Palliative Geriatrie. Ein Handbuch für die interprofessionelle Praxis. Stuttgart: Kohlhammer. S. 230-237.

Althoff I, Gottenströter J, Schwermann M (2014) Palliative Care in der Altenpflege. Orientierung für die Praxis. Vincentz: Hannover.

BAG e.V. (Hg.) (2006) Hospizkultur im Alten- und Pflegeheim – Indikatoren und Empfehlungen zur Palliativkompetenz. Niederzier.

Baumann-Hölzle R, Arn C (Hg.) (2009) Ethiktransfer in Organisationen. Handbuch Ethik im Gesundheitswesen. Band III. Basel: EMH und Schwabe Ärzteverlag.

BÄK (2015) (Muster-)Berufsordnung für die in Deutschland tätigen Ärztinnen und Ärzte – MBO-Ä 1997 – in der Fassung des Beschlusses des 118. Deutschen Ärztetages 2015 in Frankfurt am Main. www.bundesaerztekammer.de/fileadmin/user_upload/downloads/pdf-Ordner/MBO/MBO_02.07.2015.pdf, Zugriff am 11.11.2015

Beauchamp TL, Childress JF (2008) Principles of biomedical ethics. Oxford: Oxford University Press. 6. Auflage.

Bitschnau KW (2007) Palliative Care und Sozialarbeit. In: Knipping C (Hg.) Lehrbuch Palliative Care. Bern: Hans Huber Verlag. 2. Auflage. S. 96-100.

Bockenheimer-Lucius G (2015) Spezifische Strukturen der Ethikberatung in der stationären Altenpflege. In: Coors M, Simon A, Stiemerling M (Hg.) Ethikberatung in Pflege und ambulanter Versorgung. Modelle und theoretische Grundlagen. Lage: Jacobs. S. 19-32.

Büche DJ (2007) Phänomene der Chronifizierung des Schmerzes. In: Knipping C (Hg.) Lehrbuch Palliative Care. Bern: Hans Huber Verlag. 2. Auflage. S. 156-162.

Bundesgesetzblatt (7. Dezember 2015) Gesetz zur Verbesserung der Hospiz- und Palliativversorgung in Deutschland (Hospiz- und Palliativgesetz - HPG). Teil I. Nr. 48. S. 2114-2118.

Brysch E (2015) Kein Sterben zweiter Klasse. Eine Pflegestufe für Sterbende ist nötig, In: Pro Alter 47 (2): 33-35.

Coors M, Haart D, Demetriades D (2014) Das Beicht- und Seelsorgegeheimnis im Kontext der Palliativversorgung, In: Wege zum Menschen 66 (1): 91-98.

D'Amour D, Ferrada-Videla M, San Martin Rodriguez L, Beaulieu M-D (2005) The conceptual basis for interprofessional collaboration: Core concepts and theoretical frameworks, In: Journal of Interprofessional Care Supplement 1: 116-131.

Denner L (2000) Gruppenberatung für Lehrer und Lehrerinnen. Eine empirische Untersuchung zur Wirkung schulinterner Supervision und Fallbesprechung. Bad Heilbrunn: Julius Klinkhardt.

Deutscher Bundestag (2015) Gesetzentwurf der Bundesregierung. Entwurf eines Gesetzes zur Verbesserung der Hospiz- und Palliativversorgung in Deutschland (Hospiz- und Palliativgesetz – HPG), Berlin. www.bmg.bund.de/fileadmin/dateien/Downloads/Gesetze_und_Verordnungen/GuV/H/150612_HPG_GE.pdf, Zugriff am 11.11.2015

DGP & DHPV (Deutsche Gesellschaft für Palliativmedizin e.V. & Deutscher Hospiz- und PalliativVerband e.V.) (2012) Betreuung schwerstkranker und sterbender Menschen im hohen Lebensalter in Pflegeeinrichtungen. Grundsatzpapier zur Entwicklung von Hospizkultur und Palliativversorgung in stationären Einrichtungen der Altenhilfe. www.dgpalliativmedizin.de/images/stories/120827_Grundsatzpapier_DGP_DHPV.pdf, Zugriff am 17.7.2017

Fahr U (2008) Philosophische Modelle Klinischer Ethikberatung. Ihre Bedeutung für Praxis und Evaluation. In: Frewer A, Fahr U, Rascher W (Hg.) Klinische Ethikkomitees. Chancen, Risiken und Nebenwirkungen. Würzburg: Königshausen & Neumann. S. 75-98.

Fischer T (2011) Beobachten, Beurteilen und Intervenieren. In: Lektorat Pflege und Dr. med. Nicole Menche (Hg.). Pflege Heute. München: Elsevier, Urban & Fischer. S. 522. 5. Auflage.

Fitchett G, Nolan S (Hg.) (2015) Spiritual Care in Practice. Case Studies in Health Care Chaplaincy. London/Philadelphia: Jessica Kingsley Publishers.

Gerhard C (2011) Neuro-Palliative Care. Interdisziplinäres Praxishandbuch zur palliativen Versorgung von Menschen mit neurologischen Erkrankungen. Bern: Hans Huber.

Gerhard C (2015) Praxiswissen Palliativmedizin. Stuttgart: Thieme.

Gratz M, Kremer-Hartmann A, Roser T (2017) Betreutes Wohnen. Die geriatrische Verlaufskurve: Eine Chance zur Individualisierung. In: Pflegezeitschrift 70 (1): 15-19.

Gratz M, Schwermann M, Bertels C, Roser T (2018) Unklare Situationen klären mittels Palliativer Fallbesprechung: Kompetenzen in der Moderation, In: Kreutzer S, Oetting-Roß C, Schwermann M (Hg.) Palliative Care aus sozial- und pflegewissenschaftlicher Perspektive, Weinheim: Beltz / Juventa.

Heller A, Wegleitner K (2007) Palliative Care in der stationären Altenhilfe – Ansätze der Implementierung. In: Knipping C (Hg.) Lehrbuch Palliative Care. Bern: Hans Huber Verlag. 2. Auflage. S. 73-80.

Heller A, Kobrath T (2010) Organisationsethik – eine kleine Epistemologie. In: Krobath T, Heller A (Hg.) Ethik organisieren. Handbuch der Organisationsethik. Lambertus: Freiburg im Breisgau. S. 43-70.

Heller B (2012) Wie Religionen mit dem Tod umgehen. Grundlagen für die interkulturelle Sterbebegleitung, Freiburg: Lambertus Verlag

Hospiz Österreich Hospiz und Palliative Care (n.d.) VSD VORSORGEDIALOG® FÜR ALTEN- UND PFLEGEHEIME. www.hospiz.at/fachwelt/vorsorgedialog, Zugriff am 17.7.2017

Johns C (2004) Selbstreflexion in der Pflegepraxis. Gemeinsam aus Erfahrungen lernen. Bern: Hans Huber.

Käppeli S (2007) Bedeutung der Pflegediagnostik in der Palliative Care. In: Knipping C (Hg.) Lehrbuch Palliative Care. Bern: Hans Huber Verlag. 2. Auflage. S. 117-122.

Krobath T, Heller A (2010) Ethik organisieren. Einleitung zur Praxis und Theorie der Organisationsethik. In: Krobath T, Heller A (Hg.) Ethik organisieren. Handbuch der Organisationsethik. Lambertus: Freiburg im Breisgau. S. 13-42.

Kostrzewa S, Gerhard C (2010) Hospizliche Altenpflege. Palliative Versorgungskonzepte in Altenpflegeheimen entwickeln, etablieren und evaluieren. Bern: Hans Huber Verlag.

Lack P (2007) Palliative Care und Freiwilligenarbeit – Mitmenschliches Handeln und soziales Engagement. In: Knipping C (Hg.) Lehrbuch Palliative Care. Bern: Hans Huber Verlag. 2. Auflage. S. 90-95.

Lexa N (2015) Fallbesprechungen in der Palliative Care. Praxiswissen für kompetentes Handeln. Hannover: Schlütersche Verlagsgesellschaft.

Lippmann E (2013) Intervision. Kollegiales Coaching professionell gestalten. Heidelberg: Springer. 3. überarbeitete Auflage.

Malteser Trägergesellschaft (Hg.) (2005) Ethische Fallbesprechung. Eine interdisziplinäre Form klinischer Ethikberatung, Köln. www.malteser.de/fileadmin/Files_sites/Fachbereiche/Krankenhaeuser/Downloads/ethische_fallbesprechung.pdf, Zugriff am 10.7.2017

Manschot H, van Dartel H (Hg.) (2009) In gesprek over goede zorg. Overlegmethoden voor ethiek in de praktijk. Amsterdam: Boom. 4. Auflage.

Mäule T (2016) Implementierung: Ethische Fallbesprechungen in stationären Einrichtungen und Mobilen Diensten der Evangelischen Heimstiftung. In: Riedel A, Lehmeyer S (Hg.) Einführung von ethischen Fallbesprechungen – Ein Konzept für die Pflegepraxis. Ethisch begründetes Handeln praktizieren, stärken und absichern. Lage: Jacobs. 4. ergänzte und aktualisierte Auflage. S. 225-247.

Menke M (2005) »Pflegeausbildung mangelhaft, Pflegeberuf gut?«. Eine Studie zu Arbeits- und Ausbildungsbedingungen sowie Pflegekompetenzen aus der Sicht professioneller Pflegekräfte in ambulanten und stationären Einrichtungen der (Alten-) Pflege. Frankfurt a. M.: Eigenverlag des Instituts für Sozialarbeit und Sozialpädagogik. Reihe Pontifex.

Müller M (2007) Total Pain. In: Knipping C (Hg.) Lehrbuch Palliative Care. Bern: Hans Huber Verlag. 2. Auflage. S. 386-393.

Nauck F, Lindea G, Radbruch L (2012) Dokumentation und Qualitätsentwicklung in der Palliativmedizin. In: Aulbert E, Nauck F, Radbruch L (Hg.) Lehrbuch der Palliativmedizin. Stuttgart: Schattauer. 3. aktualisierte Auflage. S. 1257-1268.

Oevermann U (2000) Die Methode der Fallrekonstruktion in der Grundlagenforschung sowie der klinischen und pädagogischen Praxis. In: Kraimer K (Hg.) Die Fallrekonstruktion. Sinnverstehen in der sozialwissenschaftlichen Forschung. Frankfurt: Suhrkamp. S. 58- 156.

Oevermann U (2008) »Krise und Routine« als analytisches Paradigma in den Sozialwissenschaften (Manuskript der Abschiedsvorlesung). Frankfurt: Institut für hermeneutische Sozial- und Kulturforschung e.V..

Oevermann U (2013) Objektive Hermeneutik als Methodologie der Erfahrungswissenschaften von der sinnstrukturierten Welt. In: Langer PC, Kühner A, Schweder P (Hg.) Reflexive Wissensproduktion. Anregungen zu einem kritischen Methodenverständnis in qualitativer Forschung. Wiesbaden: Springer. S. 66-98.

Peter C (2006) Die Methode des Fallverstehens als Grundlage für professionelles pflegerisches Handeln? In: Pflege im Diskurs. Gesprächsreihe 1. Veröffentlichungsreihe des EvKB Bielefeld. www.uni-bielefeld.de/gesundhw/ag6/downloads/peter_fallverstehen.pdf, Zugriff am 13.02.2017

Raischl J (2014) Ebenen und Aspekte von Gremienarbeit in Palliative Care. In: Wasner M, Pankofer S (Hg.) Soziale Arbeit in Palliative Care. Ein Handbuch für Studium und Praxis. Stuttgart: Kohlhammer. S. 165-171.

Raven U (2016) Objektive Hermeneutik. Ein Paradigma für die Pflegeforschung und Pflegepraxis? In: Hülsken-Gießler M, Kreutzer S, Dütthorn N, Remmers H (Hg.) Rekonstruktive Fallarbeit in der Pflege. Band 13. Osnabrück: Universitätsverlag. S. 103-127.

Reiter-Theil S (2012) Autonomie des Patienten und ihre Grenzen. In: Aulbert E, Nauck F, Radbruch L (Hg.) Lehrbuch der Palliativmedizin. 3. aktualisierte Auflage. Stuttgart: Schattauer. S. 60-76.

Riedel A, Lehmeyer S (2016) Konzeptentwicklung: Theoretische Fundierung und Prämissen zur Konzeptualisierung ethischer Fallbesprechungen. In: Riedel A, Lehmeyer S (Hg.) Einführung von ethischen Fallbesprechungen – Ein Konzept für die Pflegepraxis. Ethisch begründetes Handeln praktizieren, stärken und absichern. Lage: Jacobs. 4. ergänzte und aktualisierte Auflage. S. 53-160.

Roddewig M (2014) Kollegiale Beratung in der Gesundheits- und Krankenpflege. Auswirkungen auf das emotionale Befinden von Auszubildenden. Frankfurt am Main: Mabuse.

Rösch E, Gratz M, Roser T (2016) Hospiz- und Palliativbeauftragte im Gesundheitswesen. In: Zeitschrift für Palliativmedizin 17 (3): 120-126.

Roser T (2017) Spiritual Care. Der Beitrag von Seelsorge zum Gesundheitswesen. Stuttgart: Kohlhammer. 2. erweiterte und aktualisierte Auflage.

Scheule RM, Becker T, Happach G (20.09.2006) Multidisziplinäre ethische Fallbesprechungen ethisch schwieriger Entscheidungssituationen. www.kthf.uni-augsburg.de/prof_doz/dfg-projekt/scheule/Leseraum/MEFES_Praesentation_060920_mit_TB.pdf, Zugriff am 21.12.2016

Scheule RM (2009) Gut entscheiden – Eine Werterwartungstheorie theologischer Ethik. Studien zur theologischen Ethik. Freiburg im Breisgau: Herder

Schmidt T (2009) Kommunikationstrainings erfolgreich leiten. 5. Auflage. Bonn: managerSeminare.

Schrems B (2018) Verstehende Pflegediagnostik. Grundlagen zum angemessenen Pflegehandeln. Wien: Facultas Verlag. 2. Auflage

Schrems B (2013) Fallarbeit in der Pflege. Grundlagen, Formen und Anwendungsbereiche. Wien: Facultas Verlag.

Schroeder G (2010) Interprofessionalität in der Umsetzung. In: Pflegewissenschaft 1: 18-23. www.pflegeportal.ch/pflegeportal/pub/Interprofessionelle_Umsetzung_Schroeder_2100_1.pdf
und www.pflegeportal.ch/pflegeportal/pub/Interprofessionalitaet_Schroeder_2232_1.pdf, Zugriff am 11.11.2015

Schwermann M (2009) Kompetenz in Palliative Care: Haltung – Wissen – Umsetzung. Hannover: Vincent Network.

Schwermann M, Graf G, Althoff I, Weihrauch B, Nauck F (2012) Betreuung schwerstkranker und sterbender Menschen im hohen Lebensalter in Pflegeeinrichtungen. In: Zeitschrift für Palliativmedizin 13 (6): 284-292.

Seeger U (2014) Das multidisziplinäre Team. In: Kränzle S, Schmid U, Seeger C (Hg.) Palliative Care. Handbuch für Pflege und Begleitung. Berlin: Springer Verlag. 5. Auflage. S. 184-186.

Siebert H (2000) Didaktisches Handeln in der Erwachsenenbildung. Didaktik aus konstruktivistischer Sicht. 3. Auflage. Neuwied: Luchterhand.

Sottas B (2013) Interprofessionelle Zusammenarbeit. Herausforderung für die Gesundheitsberufe. In: biomed austria 4: 24-26. www.biomed-aus-

tria.at/fachartikel/Interprofessionelle Zusammenarbeit S. 24-26.pdf, Zugriff am 11.11.2015
Statistisches Bundesamt (2017) Gesundheit. Grunddaten der Krankenhäuser 2016, Wiesbaden. https://www.destatis.de/DE/Publikationen/Thematisch/Gesundheit/Krankenhaeuser/GrunddatenKrankenhaeuser.html → Grunddaten der Krankenhäuser - Fachserie 12 Reihe 6.1.1 - 2016 (Zugriff am 4.1.2018)
Steffen-Bürgi B (2007) Reflexionen zu ausgewählten Definitionen der Palliative Care, In: Knipping C (Hg.) Lehrbuch Palliative Care, Bern: Hans Huber Verlag. 2. Auflage. S. 30-38.
Steinkamp N, Gordijn B (2009) Ethik in Klinik und Pflegeeinrichtungen. Ein Arbeitsbuch. 3. Auflage. Köln: Luchterhand Verlag.
Steinkamp N (2012) Methoden ethischer Entscheidungsfindung im Pflegealltag. In Monteverde S (Hg.) Handbuch Pflegeethik. Stuttgart: Kohlhammer. S. 175-186.
Student J-C, Napiwotzky A (2011) Palliative Care. Wahrnehmen – Verstehen – Schützen. Stuttgart: Thieme. 2. Auflage
Tietze K-O (2012) Kollegiale Beratung. Problemlösungen gemeinsam entwickeln. Reinbek bei Hamburg: Rowohlt Taschenbuch. 5. Auflage.
Tietze K-O (k.D.) Kollegiale Beratung. Die 6 Phasen der kollegialen Beratung. www.kollegiale-beratung.de/Ebene2/6phasen.html [20.12.2016]
Vereinbarung nach § 132g Abs. 3 SGB V über Inhalte und Anforderungen der gesundheitlichen Versorgungsplanung für die letzte Lebensphase vom 13.12.2017
Voelker C (Hg.) (2011) Interprofessionelle Kooperation. In: Berufliches Selbstverständnis (Reihe Physiotherapie). Berlin: Cornelsen Verlag. S. 131-152. www.cornelsen.de/bgd/97/83/06/45/03/20/5/9783064503205_x1SE_S138-143.pdf, Zugriff am 11.11.2015
Vollmann J (2008) Klinische Ethikkomitees und Ethikberatung in Deutschland: Bisherige Entwicklungen und künftige Perspektiven. In: Bioethics Forum 1 (1): 33-39.
Wasner M (2014a) Interprofessionelle Teamarbeit. In: Wasner M, Pankofer S (Hg.) Soziale Arbeit in Palliative Care. Ein Handbuch für Studium und Praxis. Stuttgart: Kohlhammer. S. 161-165.

Wasner M (2014b) Interprofessionelle Fallbesprechungen. In: Schnell MW, Schulz C (Hg.) Basiswissen Palliativmedizin. Berlin/Heidelberg: Springer. 2. Auflage. S. 300-304.

Weiher E (2007) Spirituelle Begleitung in der palliativen Betreuung. In: Knipping C (Hg.) Lehrbuch Palliative Care. Bern: Hans Huber Verlag. 2. Auflage. S. 438-453.

Werner S (31.08.2015) Entscheidungen im Team entlasten viele Ärzte. www.aerztezeitung.de/praxis_wirtschaft/klinikmanagement/article/¬892303/ethische-fallbesprechung-entscheidungen-team-entlasten-vie¬le-aerzte.html [21.12.2016]

Winkler EC, Borasio GD, Jacobs P, Weber J, Jox RJ (2012) Münchner Leitlinie zu Entscheidungen am Lebensende. In: Ethik in der Medizin 24 (3): 221-234.

Wohlleben U (2014) Hilfestellung bei ethischen Fragestellungen. In: Wasner M, Pankofer S (Hg.) Soziale Arbeit in Palliative Care. Ein Handbuch für Studium und Praxis. Stuttgart: Kohlhammer. S. 145-149.

Anhang

Anhang 1: Prinzipienethik nach Beauchamp und Childress

Tom L. Beauchamp und James F. Childress (2008) sind zwei bekannte und einflussreiche Medizinethiker aus Amerika. Sie entwickelten philosophische Theorien, die auch aktuell noch großen Einfluss auf eine ethische Kultur im Gesundheitswesen und für ethisches Denken allgemein haben. Der Grundgedanke während der Entwicklung dieser Theorien war, verschiedene philosophisch-ethische Theorien einander gegenüber zu stellen und wichtige Gemeinsamkeiten herauszuarbeiten (Gerhard 2015, S. 149-151). Somit entstand aus Theorien, die sich größtenteils auf die grundsätzlichen Verpflichtungen bezogen und Theorien, die mit der bestmöglichen Verteilung der Mittel argumentierten, das

›Common-Sense-Prinzip‹. Das ›Common-Sense-Prinzip‹ wurde vor etwa 40 Jahren an der Georgetown University in Washington entwickelt (deshalb wird es auch ›Washington Mantra‹ oder ›Georgetown Mantra‹ genannt) und ist seit dem noch hochaktuell in der medizinethischen Branche (Gerhard 2015, S. 149-150).

Dieses Prinzip spielt eine große Rolle bei der Entscheidungsfindung bezüglich ethischer Fragen in der Palliativversorgung. Die Patienten sind meist kognitiv eingeschränkt oder nicht mehr bei Bewusstsein, um vorsätzliche Entscheidungen zu treffen. Daher sind sie in solchen Situationen auf die (detaillierten, im Voraus verfassten) Patientenverfügungen und Bevollmächtigten, Betreuer, Angehörigen angewiesen. Wichtig hierbei ist, dass die Palliative Care möglichst bezugs- und patientennah diskutiert wird und sich nicht auf die rein sachlich-medizinische Ebene einschränkt. Beauchamp und Childress beziehen sich beim mittleren ethischen Prinzip (mittel, da es unterhalb der ethisch-philosophischen Theorien und oberhalb einfacher Moralvorstellungen liegt) des Common-Sense auf vier Prinzipien (Gerhard 2011, S. 219-223):

- Respekt vor der Autonomie
- Gutes-Tun (Benefizienz)
- Nicht-Schaden (Non-Malefizienz)
- Gerechtigkeit

»Sie stellen fest, dass in ethischen Diskussionen meistens die Prinzipien «Respekt vor der Autonomie», «Gutes-Tun» (Benefizienz), «Nicht-Schaden» (Non-Malefizienz) und «Gerechtigkeit» verwendet werden. Sie gehen deshalb von einer breiten Zustimmung («common-sense») aus, dass diese vier Prinzipien sozusagen das kleinste gemeinsame Vielfache medizinethischer Diskussionen sind« (Gerhard 2011, S. 221).

Der Respekt der Autonomie bezieht sich vor allem auf die Würde und dem Schutz der kranken, verwirrten oder schwachen Person. Auch wenn sich im 20. Jahrhundert herausgestellt hat, dass der Wille des Patienten und das Heil des Patienten zwei unterschiedliche Dinge sind, sollte immer der Wille des Patienten im Vordergrund stehen (dies ist auch im Grundrecht unter der Willensfreiheit festgelegt). Um als Patient eine eigene Meinung zu formen und somit eine Entscheidung treffen zu können, wurde die Patientenaufklärung ein wichtiges Thema (Gerhard 2011, S. 220-223).

Falls es soweit kommen sollte, dass der Patient keine eigene Meinung mehr Preis geben kann, wird der Respekt vor der Autonomie weiterhin gewahrt. In diesem Fall werden die Angehörigen nach eventuellen verfassten Patientenverfügungen sowie nach Wertvorstellungen und Moralvorstellungen der kranken, verwirrten oder schwachen Person gefragt, damit dies in den folgenden Überlegungen berücksichtigt werden kann. Die vorherigen Äußerungen der Vorstellungen, ob schriftlich oder mündlich, sollten konkrete Anhaltspunkte beinhalten, damit der Arzt nach dem individuellen mutmaßlichen Willen handeln kann (Gerhard 2011, S. 222).

Gutes Tun (Benefizienz) handelt allein und ohne Ausnahme vom Wohl des Patienten. Es sollte genauestens darauf geachtet werden, dass keine Maßnahmen ohne Sinn und Nutzen bezüglich des Patienten vorgenommen werden. Einer 90-jährigen Frau, die aufgrund von z. B. Knieproblemen kaum noch mobil ist, sollte nicht ein neues Hüftgelenk eingesetzt werden, obwohl nicht gewährleistet ist, dass sie nach der Operation wieder gehen kann (Gerhard 2011, S. 223).

Zwei weitere wichtige Bestandteile des Common-Sense-Prinzips sind die Non-Malefizienz und die Gerechtigkeit. Die Non-Malefizienz bedeutet wortwörtlich ›kein Schaden hinzufügen‹ und steht im engen Zusammenhang zur Benefizienz. Es sollten also Nutzen und Risiken individuell gegeneinander abgewogen werden und zum Vorteil des Patienten gehandelt werden. Die Gerechtigkeit bezieht sich auf die gleichmäßige Verteilung der jeweiligen erbrachten Leistungen und Ressourcen. Dieses Prinzip wird häufig auf Grund der finanziellen Mittel außer Acht gelassen (Gerhard 2011, S. 225-226).

Diese vier Prinzipien sollten laut Beauchamp und Childress immer ausbalanciert sein, um eine gut überlegte und vertretbare Entscheidung in der palliativen Versorgung zu garantieren (Gerhard 2011, S. 221).

Anhang 2: Gesprächsleitfaden für schmerzbezogene Fallbesprechung im Alten- und Pflegeheim

(Schwermann 2009, S. 85-86)

Anhang 2 finden Sie außerdem in unter den Online-Zusatzmaterialien:
Link: http://downloads.kohlhammer.de/?isbn=978-3-17-032-990-4
Passwort: BejAM8f

Datum:
Name des Bewohners / der Bewohnerin:
Name der Bezugspflegekraft:
Name des behandelnden Arztes:
Anwesende / Berufsbezeichnung:

Protokollant:

Gesprächsleitfaden:
Gibt der Bewohner zur Zeit Schmerzen an?
a) Wenn ja: Wo gibt er Schmerzen an?
b) Zu welchen Zeiten klagt er über Schmerzen?
c) Wie äußert der Bewohner seine Schmerzen?

Wurde bereits eine Schmerzanamnese durchgeführt?
a) Wenn ja: Welche Ergebnisse stellt die Ersteinschätzung dar?
b) Welche Beobachtungen im Hinblick auf verbale und nonverbale Schmerzäußerungen konnten bisher bei der Pflege gemacht werden?
c) Welche Beobachtungen im Hinblick auf verbale und nonverbale Schmerzäußerungen konnten bisher bei anderen (sozial-) therapeutischen Maßnahmen oder weiteren Aktivitäten gemacht werden?
d) Gibt es medizinische Diagnosen, die mit einem Schmerzerleben in Verbindung stehen?
e) Hat der Bewohner früher schon mal unter Schmerzen gelitten? Wie wurden sie behandelt?
f) Wie ist der Bewohner in der Vergangenheit (vor dem Einzug in die Einrichtung) mit Schmerzen umgegangen?
g) Konnten mögliche Folgen von chronischen Schmerzen bereits beobachtet werden (z. B. Schlafstörungen, Depressionen, Gewichtsverlust)?

Erhält der Bewohner eine Schmerztherapie, die dem WHO-Stufenschema entspricht und werden zusätzlich Koanalgetika verabreicht?
a) Welche Therapie erhält er zu welchen Zeitpunkten?
b) Wie häufig wird eine Bedarfsmedikation gegeben?

c) Wenn ja: wie hoch ist die *Schmerzintensität* unter der Therapie?

Bekommt der Bewohner Medikamente zur Prophylaxe der Nebenwirkungen? Wenn ja: welche?
a) Hat der Bewohner weitere Nebenwirkungen durch die medikamentöse Schmerztherapie? Wenn ja: welche?
b) Durch welche Maßnahmen können die Nebenwirkungen zusätzlich behandelt werden?

Welche nicht-medikamentöse Schmerztherapie wurde bereits umgesetzt?
a) Wurde diese nicht-medikamentöse Schmerztherapie in die Pflegeplanung integriert?
b) Konnte sie regelmäßig angewendet werden?
c) Wenn nicht, warum nicht?

Erfährt der Bewohner Schmerzlinderung bei der Anwendung der nicht-medikamentösen Schmerztherapie?
a) Wodurch äußert sich diese?
b) Welche nicht-medikamentösen Maßnahmen tun dem Bewohner auch noch gut?

Wo gibt es noch Schwierigkeiten in der Umsetzung des Schmerzmanagements?

Mit welchen Maßnahmen kann das Schmerzmanagement in Zukunft noch verbessert werden?

Anhang 3: Entscheidungsdiagramm zur Willensermittlung

Patientenverfügung zur Dokumentation des Patientenwillens ist ein etabliertes Instrument der Vorsorge. Obwohl Patientenverfügungen inzwischen Eingang in die deutsche Gesetzgebung gefunden haben und ihre Verbindlichkeit im § 1901 des BGB (Bürgerliches Gesetzbuch) juristisch geregelt ist, haben dennoch viele Menschen keine Patientenverfügung verfasst. Deshalb ist auch im Kontext von Fallbesprechungen wichtig, wie der Patientenwille ermittelt wird.

Das Diagramm gibt eine Orientierung und damit Sicherheit in der Frage, welcher Weg der Willensermittlung korrekt und zielführend ist. Die zitierten Quellen geben darüber hinaus vertieft Einblicke in die Thematik. Insbesondere Winkler et al. 2012 bieten konkrete weiterführende Hinweise zur Ermittlung des Patientenwillens. Ebenso sind ggf. Veröffentlichungen zu dieser Thematik, die im Zusammenhang mit dem §132g SGB V erfolgen werden, zu beachten.

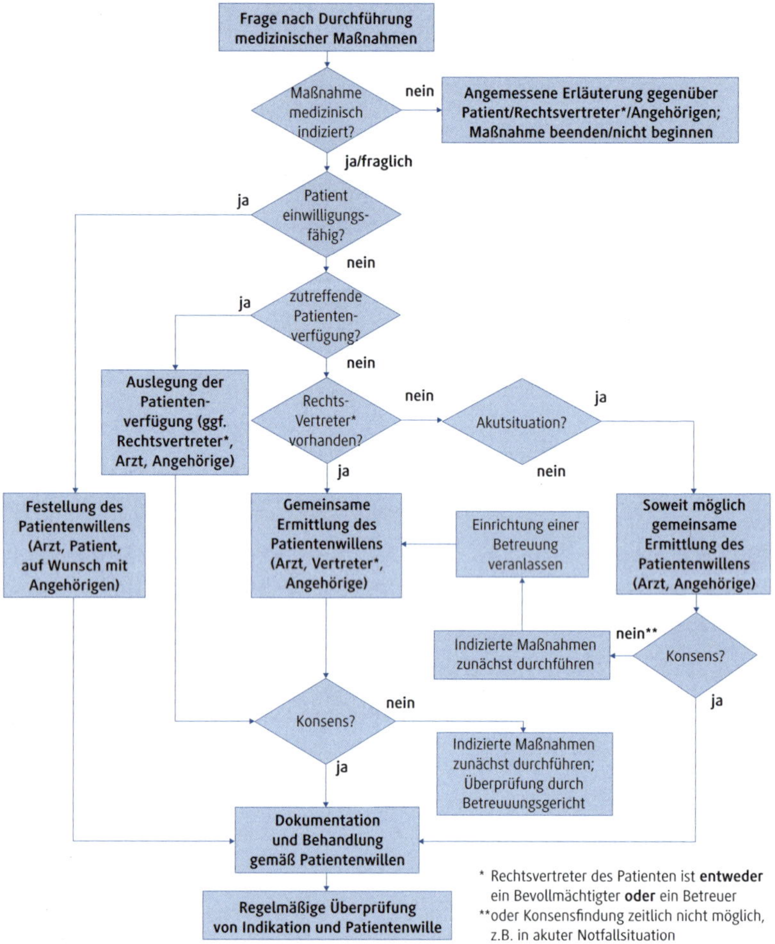

* Rechtsvertreter des Patienten ist **entweder** ein Bevollmächtigter **oder** ein Betreuer
**oder Konsensfindung zeitlich nicht möglich, z.B. in akuter Notfallsituation

Abb. 19: Algorithmus zur Klärung des Therapieziels (AK Patientenverfügungen am Klinikum der Universität München 2013, S. 17; vgl. auch Winkler et al. 2012, S. 226)

Anhang 4: Juristische Grundlage Palliativer Fallbesprechungen

Im Dezember 2015 wurde im Deutschen Bundestag das Hospiz- und Palliativgesetz verabschiedet. Neben vielen anderen Aspekten sind Fallbesprechungen unter der Überschrift der »Gesundheitlichen Versorgungsplanung für die letzte Lebensphase« des neu eingeführten §132g SGB V ausdrücklich vorgesehen. »Im Rahmen einer Fallbesprechung soll nach den individuellen Bedürfnissen des Versicherten insbesondere auf medizinische Abläufe in der letzten Lebensphase und während des Sterbeprozesses eingegangen, sollen mögliche Notfallsituationen besprochen und geeignete einzelne Maßnahmen der palliativ-medizinischen, palliativ-pflegerischen und psychosozialen Versorgung dargestellt werden« (Deutscher Bundestag 2015, S. 12). Dabei sind Ärzte ausdrücklich mit einzubeziehen. Grundsätzlich sind für ärztliche palliativmedizinische Leistungen Mehrausgaben vorgesehen, welche die Vergütung der Teilnahme an Fallbesprechungen mit einschließen (Deutscher Bundestag 2015, S. 20). Auf Bundesebene sind alle erforderlichen Einzelheiten durch den Spitzenverband Bund der Krankenkassen mit den Vereinigungen der Träger der vollstationären Pflegeeinrichtungen und der Einrichtungen der Eingliederungshilfe für behinderte Menschen zu klären. »Neben einer weiteren Konkretisierung des Leistungsinhaltes sind in den Vereinbarungen auch Regelungen zu den qualitativen Anforderungen an das Beratungsgespräch und die Fallbesprechung sowie die Qualifikation der am Beratungsprozess beteiligten Fachkräfte vorzunehmen« (Deutscher Bundestag 2015, S. 31).

Entsprechend der Planung hat die Forderung nach palliativer Fallbesprechung Eingang in das Hospiz- und Palliativgesetz (HPG) gefunden (Bundesgesetzblatt 2015, S. 2116). Wenngleich

Absatz 2 des §132g SGB V besagt, »[i]n die Fallbesprechung ist der den Versicherten behandelnde Hausarzt oder sonstige Leistungserbringer der vertragsärztlichen Versorgung nach §95 Absatz 1 Satz 1 einzubeziehen«, so ist für die Einberufung einer Fallbesprechung gemäß des Vorworts die Klärung von Handlungsbedarf als solche zugrunde zu legen einschließlich des erwartbaren Nutzens, nicht notwendig die Beschränkung auf eine Problemstellung, die mit medizinischen Implikationen bzw. auch mit Möglichkeiten der Refinanzierung durch Kostenträger einhergeht.

Die Vereinbarung zwischen dem GKV-Spitzenverband und den beteiligten Verbänden wurde am 13.12.2017 beschlossen. Dabei ist Fallbesprechung ein Inhalt neben dem Beratungsgespräch und der Dokumentation des Beratungsprozesses einschließlich der Willensäußerungen (Vereinbarung 2017, §5 Abs. 1). Im Rahmen der Beratung kann Bedarf nach Fallbesprechung formuliert werden. Weil gesundheitliche Versorgungsplanung zu dokumentieren ist, sind für jene Einrichtungen, die nach §132g SGB V arbeiten, die Dokumentationsvorgaben zu beachten.

Konkret ist es Teil des Beratungsgespräches, eine Möglichkeit für die/den Leistungsberechtigte/n zu schaffen, »Werte, Grundhaltungen und Ziele sowie eine zu ihr/ihm passende Versorgung und Behandlung am Lebensende zu reflektieren. Verschiedene Aspekte wie z.B. die Einstellung zum Leben, mögliche Belastungen, die pflegerische Unterstützung sowie Versorgungswünsche können Bestandteil der Beratungsgespräche [...] sein. Hierzu gehören insbesondere: [...] Konkretisierung pflegerischer, psychosozialer, spiritueller und medizinischer Wünsche [...]« (Vereinbarung 2017, §5 Abs. 4). All diese Aspekte hat das Instrument der Palliativen Fallbesprechung systematisch im Blick. Die Vereinbarung sieht im Abschnitt »Fallbesprechungen« (Vereinbarung 2017, §5 Abs. 9) vor, dass »auf der Grundlage der individuellen Bedürfnisse auf medizinisch-pflegerische Abläufe im Blick auf die letzte Lebensphase und während des Sterbeprozesses eingegangen, mögliche gesundheitliche Krisen- und Notfallsituationen erörtert und gemeinsam geeignete Maßnahmen der palliativ-medizinischen, palliativ-pflegerischen und psychosozialen Versorgung dargestellt und vorbereitet werden«. Weiter wird an gleicher Stelle erklärt, wer in die Fallbesprechung einzubinden ist: Es »sind die Leistungsberechtigte / der Leistungsberechtigte, die Beraterin / der Berater und die behandelnde Ärztin / der behandelnde Arzt (Hausarzt, SAPV-Arzt oder sonstige Vertragsärzte) einzubeziehen. Sofern eine gesetzliche Vertreterin / ein gesetzlicher Vertreter vorhanden ist oder eine rechtliche Betreuerin / ein rechtlicher Betreuer für den Aufgabenkreis der Gesundheitsfürsorge bestellt ist, ist diese / dieser in den Gesprächsprozess einzubeziehen. Auf Wunsch oder mit Zustimmung können auch Angehörige, ggf. Betreuer oder Bevollmächtigte oder andere Vertrauenspersonen beteiligt werden.«

Diese Eingrenzung der Beteiligten ist zu bedenken vor dem Hintergrund, dass die Klärung einer Fragestellung handlungsleitend ist und all jene einzubeziehen sind, die in der interprofessionellen Begleitung und Versorgung beteiligt sind und einen Beitrag zur Lösung der Frage leisten können.

Weiter heißt es zur Durchführung (Vereinbarung 2017, §8 Abs. 8) nicht nur, dass der behandelnde Arzt (Hausarzt, SAPV-Arzt oder sonstiger Vertragsarzt) in den Beratungsprozess einzubeziehen ist gemäß dem individuellen Wunsch des Leistungsberechtigten (z. B. Mitteilung zur Inanspruchnahme des Beratungsprozesses, persönliche Beteiligung, Möglichkeit zur Einsichtnahme in die getroffenen bzw. beabsichtigten Festlegungen). Es heißt auch im selben Abschnitt: »Sofern aufgrund der Komplexität der medizinischen Fragestellungen eine persönliche Beteiligung der behandelnden Ärztin / des behandelnden Arztes (Hausarzt, SAPV-Arzt oder sonstiger Vertragsarzt) innerhalb des Beratungsprozesses erforderlich ist, ist eine Fallbesprechung einzuleiten«. Damit würde die Einberufung einer Fallbesprechung auf einem medizinischen Beweggrund beruhen.

Im Sinne des Total Pain sind andere Bereiche nicht weniger relevant oder komplex und rechtfertigen eine Fallbesprechung, grundsätzlich und mit ärztlicher Beteiligung! Entscheidend ist die Umsetzung von in der Vereinbarung betonten individuellen Patienten- bzw. Bewohnerwünschen, d. h. eine individuelle Begleitung und Versorgung, was eine Handlungsfähigkeit und -orientierung im Team erfordert, die durch Fallbesprechung hergestellt werden kann. Dass nicht nur fachliche Gründe, sondern auch vergütungsrelevante Aspekte bei der Beteiligung an einer Fallbesprechung eine Rolle spielen, ist nachvollziehbar, sollte aber im Optimalfall nicht das handlungsleitende Kriterium sein.

Eine vergleichbare gesetzliche Regelung in Nachbarländern ist nicht bekannt. Der Dachverband Hospiz in Österreich (www.hospiz.at) unterstützt landesweit und außerhalb einer gesetzlichen Grundlage ein Projekt, das in den Alten- und Pflegeheimen als ein Schlüssel für eine gute Betreuung am Lebensende angesehen werden soll. Der VSD Vorsorgedialog® wird als österreichweit empfohlenes Kommunikationsinstrument vom Dachverband Hospiz im Rahmen von Moderatoren- und Multiplikatorenschulungen in die Institutionen gebracht.

»Der VSD zielt darauf ab, durch strukturierte und wiederholte Gespräche, gemeinsam mit Bewohner/Bewohnerin, Arzt/Ärztin, Pflegeperson, Angehörigen und Vertrauenspersonen relevante Willensäußerungen der Bewohnerin/des Bewohners in Bezug auf physische, psycho-soziale und spirituelle Bedürfnisse, auf Maßnahmen in kritischen Situationen (z. B. Wiederbelebung, Einweisung in Krankenhaus, Einsatz von PEG Sonde) festzuhalten. Das Hauptaugenmerk des erarbeiteten VSD ist auf die Wünsche und auf den Willen der Bewohnerin/des Bewohners gerichtet.« (Hospiz Österreich, n.d.)

Beim Vorsorgedialog® geht es um ein vorausschauendes Nachdenken über die individuellen Wünsche für ein gutes Leben und ein würdiges Sterben und das schriftliche Festhalten dieser Wünsche. Dadurch soll die Selbstbestimmung eines jeden Einzelnen gefördert werden.

Anhang 5: Protokollbogen zur Palliativen Fallbesprechung

Anhang 5 finden Sie in unter den Online-Zusatzmaterialien:
Link: http://downloads.kohlhammer.de/?isbn=978-3-17-032990-4
Passwort: BejAM8f